书山有路勤为径，优质资源伴你行
注册世纪波学院会员，享精品图书增值服务

好习惯

重塑全新

大脑

李浩英 著

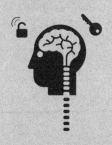

电子工业出版社.
Publishing House of Electronics Industry
北京·BEIJING

图书在版编目（CIP）数据

好习惯重塑全新大脑 / 李浩英著 . —北京：电子工业出版社，2021.6
ISBN 978-7-121-41123-6

Ⅰ . ①好… Ⅱ . ①李… Ⅲ . ①脑科学－普及读物Ⅳ . ① R338.2-49

中国版本图书馆 CIP 数据核字（2021）第 081737 号

责任编辑：杨洪军
印　　刷：三河市良远印务有限公司
装　　订：三河市良远印务有限公司
出版发行：电子工业出版社
　　　　　北京市海淀区万寿路173信箱　　邮编：100036
开　　本：880×1230　1/32　印张：7　字数：112千字
版　　次：2021年6月第1版
印　　次：2021年6月第1次印刷
定　　价：49.00元

凡所购买电子工业出版社图书有缺损问题，请向购买书店调换。若
书店售缺，请与本社发行部联系，联系及邮购电话：（010）88254888，
88258888。

质量投诉请发邮件至zlts@phei.com.cn，盗版侵权举报请发邮件至
dbqq@phei.com.cn。

本书咨询联系方式：（010）88254199，sjb@phei.com.cn。

养成任何一个习惯都是大脑被重塑的过程

在人脑中，有一块区域形似海马，故名海马体，它不只与记忆关系紧密，还负责空间想象。科学家们想知道是不是擅长记忆和空间方位的人，海马体会比常人的大一些，于是他们以伦敦出租车司机为实验对象，观察他们的海马体，和其他人做对比。结果发现能记住交错复杂的街道和城市不规则布局的老司机们就是厉害——经过脑部磁共振成像，科学家们发现他们的海马体躯干和后侧部分的体积明显比其他人大。

这个实验给我们的启示是：大脑具有很强的可塑性，即使在人成年后依然可以发展，每次学习都是外界信息对大脑的刺激，都会触发神经元的连接，并伴随神经网络的重组。出租车司机正

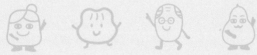

是基于职业需求，经过不断刺激和长期训练才形成了更大的海马体。

任何一个习惯的养成都是某种行为经过大量的重复，最终实现"自动化"的。神经心理学家唐纳德·赫布于1949年提出的"赫布定律"描述的就是此种事实：一同被激发的神经元会试图连在一起。随着每次重复，细胞间的信号传递得到改善，神经连接变得更加紧密，即发生"长时程增强"现象。本书从科普的角度让读者认识到我们的大脑具有可塑性，乐于终身学习，任何一个习惯的养成都在潜移默化地重塑大脑，大脑如同一件精美绝伦的艺术品，需要我们用各种好习惯对它进行雕琢。

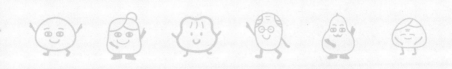

用长远的眼光播撒习惯的种子

我曾经询问一些小学一年级学生的家长："您认为孩子养成哪些好习惯最重要？"大多数家长立马会说："优秀的学习习惯，比如认真听讲、按时完成作业、上课积极举手、及时复习等。"随后我又问："现在您家的孩子有哪些行为让您比较头疼？"家长们又马上回答："回家之后衣服乱扔，写作业磨蹭，晚上不睡、早上不起，吃饭还要三催四请，周末'宅'在家里懒得动，说啥都装听不见……"家长们的回答使我陷入深思：一个人到底要养成哪些好习惯才会受益终身呢？是眼前马上可以看到效果的"上课积极举手""及时复习"，还是受益一生的睡足觉、吃好饭、爱运动、高效管理时间呢？

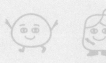

马斯洛需求层次理论指出"生理上的需求（水分、食物、睡眠、性等）直接关系个体的生存，如果这些需求中（除性外）任何一项得不到满足，人的生理机能就无法正常运转"。换言之，人的生命就会因此受到威胁。有需求才会有动机，由此可见，充足的睡眠、合理的膳食、适当的运动就是生命健康、有质量的基本保障。而构建良好人际关系的习惯、高效管理时间的习惯和热爱读书的习惯与人的高级需求（社交需求、尊重需求和自我实现需求）紧密相关。本书正是基于这一理论，提出了"六大核心习惯"的养成，旨在让家长引导孩子一起思考自己五年、十年、二十年后要成为什么样的人，想实现什么梦想。如果长期目标足够明确，我们自然就会知道

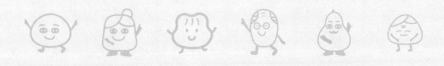

自己应该培养哪些好习惯。

　　我很喜欢老人们常说的一句话——"不长庄稼，就长野草"。我们的大脑分不出习惯的好与坏，如果不能有意识地"播种"好习惯，坏习惯就会像野草一样见缝插针地疯长。而培养好习惯其实也跟种田一样，只有经过耕田、播种、浇水、施肥，用心培育才能有收获。好习惯的养成不能只靠几天或几周时间，而是要坚持一辈子。我们的生活品质往往取决于我们养成的好习惯。种瓜得瓜，种豆得豆，养成习惯的过程实际上就是成为我们自己的过程。每个好习惯不仅会塑造优秀的自己，还教会我们更重要的事情：信任自己——习惯可以帮助我们做成我们想做的任何事情。《掌控习惯》一书中说："习惯不会限制自

由，它们会创造自由。""只有让生活的基本要
素变得更容易，你才能创造自由思考和创造力所
需的精神空间。"我们要在路上前行，同时我们
也要知道这条路通向哪里。

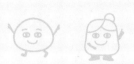

一部科学、实用的家庭教育好教材

2020年新冠肺炎疫情暴发后，在反思和总结抗疫经验和教训的同时，我们深感家庭作为社会中最活跃、最富有人性的组织细胞，不仅在卫生安全治理中具有不可替代的社会组织与教育作用，而且因为一家人在和平环境下被半封闭地限制在家庭生活中，沉浸在"数字鸿沟"下的网络文化生活里，家庭教育能力的强弱对于家人，特别是孩子的身心健康甚至生命管理具有至关重要的作用。

许许多多的家庭幸运地躲过了病毒的侵袭，却被家庭教育的乏力所困扰。由此，一股强劲的家庭教育思潮被全社会普遍关切，持久地影响着我国社会、家庭、生活和教育的各个层面，促使人们重新认识什么是我们所需要的家庭教育，应

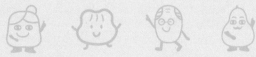

该如何提高家庭教育能力，应该怎样促进家庭教育内容与方法走向科学化、生活化。

"工欲善其事，必先利其器。"在家庭教育已经形成社会普遍共识和行动的情况下，政府支持、学校积极、家庭配合，但目前最关键的问题是课程资源严重不足和可操作方法严重短缺。北京师范大学儿童发展与家庭教育研究院李浩英副院长推出的这部让广大家长期盼已久的《好习惯重塑全新大脑》是她运用教育学、脑科学知识，经过十多年实践研究的家庭教育力作。该书以创新的教育理论与方法，着重回答了当今我国家庭教育中的好习惯养成问题，可以说是一部难得的以脑科学为基础、以实用方法为特色的好教材。

该书言简意赅、文字凝练、图文并茂、条

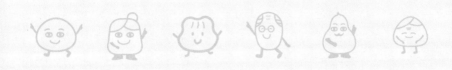

理清晰、逻辑严谨，其创新理念具有如下三大特点。

第一，科学性。全书所述的道理简朴、深刻、科学。本书第一章提纲挈领，从学理上阐释了好习惯养成与人的大脑发展的关系，为养成好习惯提供了可靠的理论支撑。作者认为好习惯养成的逻辑起点不是传统的道德论，而是人的大脑发育规律，由此打破了仅从人的生活经验视角论述养成教育的传统与做法。

基于脑科学认知，作者指出好习惯养成的生理机制是人脑的发展。孩子从出生到3岁左右是人的运动能力、情绪控制、词汇记忆、口语表达以及数理逻辑等能力发展的最佳敏感期，也是好习惯养成的最佳敏感期。3~6岁，大脑发育与主

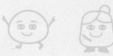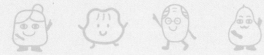

体的外部行为活动关系进一步紧密，在家长指导下的好习惯养成要将重心放在激发生命成长的内在动机上，与自主能力、胜任感、奖励、环境创设结合起来。养成一个好习惯需要"三要素"：第一暗示、第二习惯行为、第三奖赏。作者还提出了习惯养成"六步法"：提高认识、明确目标和规范、榜样示范、执行、及时评估、形成环境。

第二，可操作性。全书所举的方法简易、可行、高效，具有趣味性。针对家长对孩子自主自律的期望，本书介绍了阅读、情绪控制、睡眠、运动等四种习惯养成的脑科学理论与行为训练方法，全书从第二章开始针对好习惯养成教育的需要，分别对心理行为与对应的大脑皮层区功能关

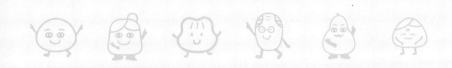

系进行了具体的介绍和分析，指出心理行为倾向与好习惯养成存在必然联系，由此提出适合的养成方法。这些方法的训练在家庭教育中操作简便，为家长培养孩子的好习惯提供了切实可行的理念与方法指导。

为了切实帮助家长指导孩子养成习惯，作者在上述理念和方法的基础上，通过长期实验探索，按照大脑发展的基本规律，还精心编制了完整的配套练习，作为循序渐进的亲子实践课程，由家长（或指导教师）与孩子一起完成。从本书附录"实践心得分享"可见，这种训练过程均体现了"三要素"和"六步法"，实效极其明显。

第三，可内化、吸收。全书所用的语言新鲜、活泼、简练，充分体现了"大道至简"的原

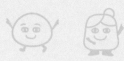

则。作者将脑科学知识和理论讲述得通俗易懂，所教方法一学就会，而一些理念会令很多家长振聋发聩，如"孩子年龄虽小，但也是一个独立的人，有自己独特的个性、有自己的兴趣爱好、有自己的思想，他们应该享有自主选择的权利"；又如"早期教育对人一生的影响最大，这一点从儿童大脑发育中神经元连接的丰富度上也可以给出例证"。这些话让教育的正确理念深刻地触动家长的内心，可以迅速内化、吸收，纠正过去错误的育儿方法。

家庭教育作为一门独立的学科，有完整的专业课程体系，主要针对专业人员。对于广大家长和教师而言，编写一部科学又实用的好教材的确不易。李浩英教授的这部教材为新时代家庭教育由单纯的伦理性说教转向以科学理论为基础的实际操作性训练，进行了成功的探索。因此，本教材是非常值得向社会大力推荐的！

中国教育科学研究院学术委员会委员　毕诚

2020年12月8日

致谢

没有众多优秀的人在智慧和时间上的付出，我是完成不了这本书的。致谢之词虽然单薄，但我还是要向那些在这段旅途中陪我一起激情奋战的人们致谢。

感谢我的女儿——一名建筑设计师，在百忙之中抽时间为本书贡献了插图，谢谢女儿用她的能量为本书提供的帮助。

感谢我的编委会团队，不分昼夜地和我一起做调研、测评、数据分析、查阅文献，是大家的慷慨付出让本书能以最好的面貌展现给读者。

感谢电子工业出版社世纪波公司的总经理和编辑，是总经理的鼓励和督促让我启动本书的撰写及出版，是编辑认真负责的态度以及无数次电话会议中的提问，激发了我更深刻的思考和马不停蹄的奋战。编辑本着精益求精的工作态度对书稿字斟句酌，是你们辛苦的工作让这本书得以更

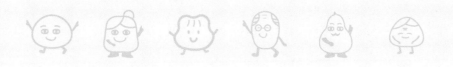

好地出版。感谢你们对忙碌的我的无限包容。

感谢参与亲子习惯养成公益项目的100多位园长,是你们不辞辛苦地带领园所的孩子和家长们参与到亲子习惯养成项目中来,带领家长们听课、学习、打卡,辅助项目组为10000多个家庭提供了亲子习惯养成指导与实践,为本书的撰写提供了大量实践数据。

感谢在亲子习惯养成项目中坚持的父母们,感谢你们的配合和信任。你们拍摄的每个孩子努力的瞬间都给了我灵感,是你们的坚持成就了孩子,是你们的坚持给了我动力去带领更多的家庭养成好习惯。

感谢和我一起每天坚持晨跑5千米的伙伴们,是你们对运动的热爱、对养成好习惯的坚持、对我的鼓励让我锻炼出如此健康的体魄和精神状态,能够在百忙之中完成此书。

目录

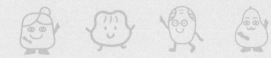

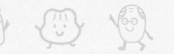

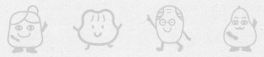

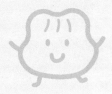

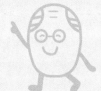

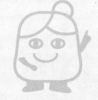

第一章

好习惯让大脑节能

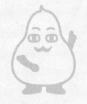

1

自律的黄金法则：
建立习惯回路

叶圣陶先生曾说："教育就是培养习惯，衡量教育是不是成功，就看有没有养成良好的习惯。"

从定义上来说，习惯就是长期逐渐养成的、不容易改变的行为倾向。在我们每天的行为中有超过40%是习惯使然，并不是我们自己主动的决定。可以说，习惯在一定程度上支配着我们的生活。

习惯的力量如此强大，我们不禁要问，习惯是如何养成的呢？

麻省理工学院大脑和认知科学实验室的实验揭示了其中的奥秘。

　　实验很简单，只需要一只小白鼠、一个迷宫和一块巧克力。研究人员事先在小白鼠的大脑里装进一个观测装置，用来监控小白鼠的脑电波变化（见图1-1）。

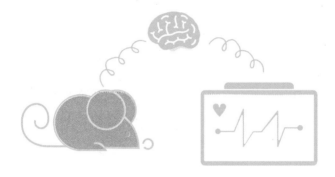

图 1-1　小白鼠的脑电波变化示意图

研究员把小白鼠放在迷宫的入口，把巧克力放在迷宫的中间（见图1-2）。

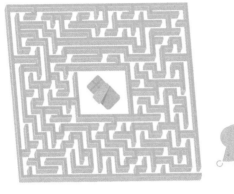

图 1-2　小白鼠、迷宫、巧克力

当门"咔嚓"一声打开之后，小白鼠探索迷宫的旅程就开始了。它们起初都会在狭长的过道里游荡一会儿，嗅嗅角落、挠挠墙壁，不一会儿似乎闻到了巧克力的香味儿，于是在兜兜转转、经历无数次的碰壁和失败后，最终发现了迷宫里的奖励。

　　图1-3是小白鼠第一次走迷宫时大脑中的活动，从开始到结束，小白鼠的大脑都处于极度活跃状态。

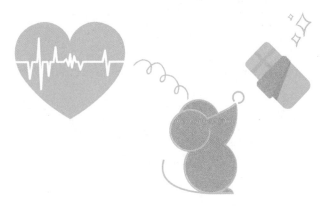

图 1-3　小白鼠脑电波活跃示意图

　　但当科学家把这个实验不断重复一周以后，小白鼠的脑电波就不再如此活跃了。

小白鼠只有在开始听到开门的声音或者吃到巧克力的时候，大脑的活跃度才呈现极度的高峰状态（见图1-4）；而在穿过迷宫时，它们的大脑几乎没有什么活动（见图1-5）。

图 1-4　开门声触发小白鼠脑电波活跃状态示意图

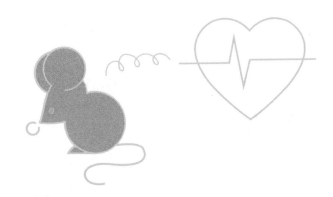

图 1-5　小白鼠脑电波不活跃示意图

因为随着小白鼠对环境的熟悉，它不再需要重新探索道路，大脑的决策中心也偃旗息鼓，它此时要做的是"自动地"选择那条最快路径。于是快速通过那条固定路径变成了小白鼠的"习惯"。

根据以上实验，我们可以总结出养成习惯是由三个要素组成一个固定的大脑回路（见图1-6）。

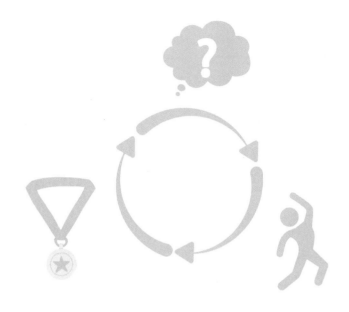

图1-6 暗示—习惯行为—奖赏回路示意图

第一个要素是形成一个暗示——小白鼠一听到门打开的响声就会想到要去找巧克力，"咔嚓"声就是暗示；第二个要素是小白鼠开始执行的习惯性行为——在迷宫里快速跑动，此过程不再需要消耗更多的能量去思考；第三个要素是奖赏——小白鼠吃到巧克力，从而促进大脑分泌一种化学物质——多巴胺，这种奖赏有助于小白鼠的大脑记住刚刚完成的整个习惯回路。

 这个实验对我们人类养成习惯也具有非常重要的启示意义。

　　我们如果想养成一个习惯，也需要实现这三个要素：暗示、习惯行为，以及奖赏。如果你不断地重复三个要素，反复地从暗示到奖赏，慢慢地习惯就会养成。当然，奖赏可以是美味可口的巧克力，也可以是一朵小红花，还可以是对自己完成任务的一次肯定，或者是一种自我满足感。具体怎样帮孩子养成一个好习惯，在后面的章节中会有详细讲解。

 这里要提醒读者，习惯的力量一直被我们大大低估了！为什么这么说呢？

通过以上实验和生活中的经验，我们可以发现两个事实：第一，习惯的养成并不容易，外在看到的是行为的改变，其实内在发生的是大脑回路的重新建立，是让神经系统产生自然反应，也就是我们常说的"条件反射"；第二，习惯一旦建立便不会轻易消失，如果一些事情被习惯化，我们的大脑就不用再耗费精力在选择做或不做这些事情上面，从而把节省下来的精力去思考更重要的问题。

杰克·坎菲尔德在《成功的原则：如何达成自己的理想》一书中写道："一旦养成自动化的习惯，我们就不会再天天为基础的一些事情操心劳神。这会让我们节省大量的能量，避免我们把这些能量花在一遍一遍无休止的自我纠结上，从而可以把节省下来的能量用在创造其他成就上面。"也有科学家指出，习惯之所以出现是因为我们的大脑一直在寻找可以省力的方式。习惯能让我们的大脑得到更多的休息，这种省力的本事其实对于我们人类的生存是一种至关重要的优势。如果我们的大脑每天把大量的能量消耗在洗脸、刷牙、走路等这些常规性行为的决策上，就没有更多的时间去做其他更有创造性意义的工作了。

2

习惯养成六步法

● 第一步，提高认识

现在很多家长都能够认识到让孩子养成好习惯的重要性，但往往没有意识到自己才是影响孩子成长和养成良好习惯的重要因素。因此，很多家长非常困惑，为什么自己在孩子的教育上投入了大量的金钱——上热门的学校、报昂贵的补习班，孩子的成绩仍然不见起色。

约翰·霍普金斯大学社会学家科尔曼在20世纪60年代发表的关于教育机会平等的《科尔曼报告》中得出了这样的结论：**影响孩子学习成绩的因素依次是家庭背景、学校学习氛围、教师素质以及学校的设备和课程。**著名教育家苏霍姆林斯基也曾经说过："最完备的教育是学校和家庭联合在一起的教育。教育自己的子女是一个公民最重要的、第一位的社会工作。"而很多家长无法用行动很好地履行职责。家长首先要做的是提高认识，和学校形成合力，助力孩子养成好习惯。

● 第二步，明确目标和规范，越具体越好

要养成好习惯，目标越具体越好，同时要有明确的活动细则，例如每天读书最少20分钟、练习足球基本功最少40分钟、每天保障10小时睡眠等。**目标越具体，实现的可能性就越大，同时也越容易坚持下去。**

在明确、细致的目标制定背后有两个要点需要家长重视。一是小目标的背后应该有一个大的人生目标或长期目标。家长要引导孩子去思考自己的人生目标是什么，长大之后想成为什么样的人。只有在美好愿景的指引下，孩子才会更容易战胜当下遇到的小困难。二是父母和孩子要完成各自的目标，例如制订本月家庭运动计划：每人每周至少运动4次，每次至少30分钟。一家人一起努力、一起成长，形成良好的学习、成长共同体，家庭所创造的氛围才会更温馨、更和谐。无论针对哪方面的规范，目标、细则及奖惩都非常

重要，因为这些是家庭成员坚持下去的前提。

- **第三步，榜样示范**

其实不只是孩子，每个人的模仿性学习能力都很强，原因就是我们的大脑中有一种叫作"镜像神经元"的细胞（见图1-7）。

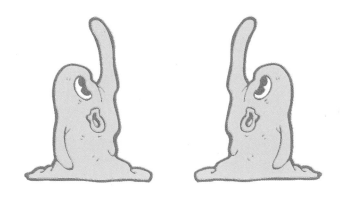

图 1-7　镜像神经元示意图

这种细胞的最大特点就是使人看到他人做一个动作时，自己相同脑区的神经元会被激活。这就是你路过操场看到他人做投篮动作时，你也想跳起来挥舞一下手臂的原因。人类的学习、交往行为很大程度上是建立在拥有镜像神经元的基础之上的，这也是孩子天生就会学习的原因。由于镜像神经元的存在，家中父母的榜样作用就极其重要，因为你的一言一行在不知不觉中就会被孩子模仿和学习。这也印证了一句话：**身教胜于言传**。所以，如果想在家中制订习惯养成的计划并顺利执行，父母首先需要起到正面的示范作用。比如在一家人看书的时候，如果家长遇到不懂的词句会查字典或互相讨论，孩子就会在无形之中学习此类行为；在与家人一起跑步、打球时，孩子看到父母坚持的身影，自然也不会轻言放弃。家长要珍惜并享受和孩子一起成长的短暂时光，让温馨的画面成为陪孩子走过漫长人生最温暖而有力量的回忆。

● **第四步，执行**

想要让孩子养成良好的习惯，家长就要持久地陪孩子一起坚持。

2018年暑假，北京师范大学邀请了全国188个家庭参加了一项持续三个月的习惯养成实验，目标是每人每天阅读30分钟、运动30分钟，由孩子和家长共同完成。四周之后的统计如图1-8所示：能坚持完成每天阅读和运动目标的有44个家庭，约占家庭总数的23%；而在第四周就已经完全放弃的家庭有81个。

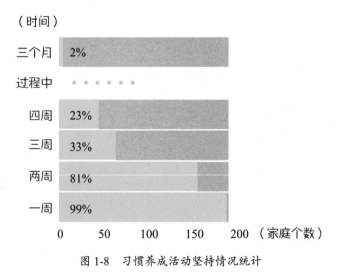

图 1-8　习惯养成活动坚持情况统计

实验结束后，统计结果显示，最后能坚持到三个月完成任务的家庭只有约2%，即当初参加实验的188个家庭中只有4个家庭坚持了下来！

这真是印证了一句话——成功的路上绝不拥挤。一个人做任何事情，只有持续一个月以上，无论是从意志品质还是从脑神经的连接上才会将行为固定下来。这样，继续去完成同样的任务时就会比先前容易很多了。人的内心都是追求卓越的，当你多次体会到习惯带给你的奖励时，就会对达成更大目标的奖励有所渴求。同时，一个好习惯也不只是将事情做到完美和极致，更重要的是在坚持的过程中我们的身心会被"拉伸"，从而变得"坚"和"韧"。

● 第五步，及时评估

及时评估是养成好习惯最终能够管理自己的关键一环。在这里要强调两点：一是评估要由孩子自己来完成，早期可以由家长进行示范；二是在评估过程中不要过分在意分数，而要重视孩子在自我评估时的想法与决定。孩子需要在评估中反思自己的成长以及对自己的承诺，从而获得直接掌控人生的方法：一是做出承诺，信守诺言；二是确立目标，付诸实践。自我管理的实质就是自律和有条理，是对计划持之以恒地实施。所以做父母的不要过于"勤快"，否则孩子的自我成长就会一直处于家长的要求和监督下，那样孩子就会想出很多"鬼点子"来躲避家长的审查和围堵。尤其是有些父母在孩子任何一项目标的完成情况中都会看到不足，于是孩子就会等在那里准备迎接父母各种形式的"挑刺"。我们要多从积极、正向的方面评估孩子的目标达成情况。培养孩子，不只是靠修正他的错误，更多的是靠培养他坚韧的品质。教育最重要的目的之一就是让孩子获得自信和自尊。

- **第六步，形成环境**

当你和一个群体一起努力时，培养新习惯、改变旧行为的成功率就会大大提高。我们可以以家庭为单位，或者以学校的班级、小组为单位，利用重大时刻开启新的习惯养成。例如，在新学年开始的时候定下每天背20个单词；在某次运动会上获得名次后开始坚持每天做50个仰卧起坐；在一次搬家后，一家人约定在新的书房里每天阅读30分钟。一群读书的人、一群运动的人，甚至一群想戒烟的人在一起，当你坚持不下去时，还能得到其他人的帮助和鼓励，这就是环境的价值。

总之，在习惯养成的过程中，需要孩子和家长各司其职。孩子通过明确目标，养成良好的习惯，意识到自己可以管理自己，意识到自己有选择权；家长通过适当的工具辅助孩子记录习惯养成目标的完成情况，并通过正向的行为起到榜样示范的作用。这对每个家庭来说可能是一项新的挑战，但我相信，如果坚持下去，每个人都将发现一个不一样的自己。

3

习惯养成最佳敏感期

孔子曰："少成若天性，习惯如自然。"（出自《汉书·贾谊传》）小时候养成的好习惯就像上天赋予你的本性一样，这些习惯就会如影随形。习惯在什么时候养成最重要呢？这需要我们先了解人的生理和心理发展规律。

为人父母者都知道"三翻、六坐、八爬"——孩子的成长有其自然规律。同样，我们只要顺势而为，在孩子发展的最佳敏感期培养他们的好习惯，就会事半功倍。

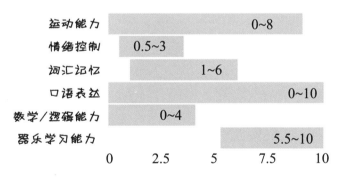

图 1-9　儿童发展最佳敏感期

资料来源：《教育与脑神经科学》，大卫·苏泽等著，华东师范大学出版社 2014 年版。

由图1-9可见，孩子从出生到3岁左右，运动能力、情绪控制、词汇记忆、口语表达以及数学/逻辑能力都处于最佳敏感期。因此，3岁以前就是培养孩子好习惯的最佳时间，也是早期教育的一个重要作为期。

"最佳敏感期"是儿童发展学的专用术语，是指人类的某种行为和能力在某个时期内发展最快，最容易获得。

以情绪控制为例，孩子从出生后6个月一直到3岁都处于情绪敏感期，喜、怒、哀、乐、悲、恐、惊都能感受得到，同时孩子也已经开始在向家长学习情绪管理了。等到1岁半左右的时候，孩子已经能够感知愧疚、尴尬、骄傲等复杂的情绪了。

任何人的情绪都会通过自己的面部表情、肢体语言等表达出来。孩子早期的学习方式主要是观察和模仿，这个时期成人在陪伴时如果自身能多抒发一些正向的、积极的情绪，例如用语言、神态、动作表现出开心、兴奋、喜悦，会给孩子的成长营造出友爱的、安全的、温馨的环境。

同时，父母也要和孩子积极分享情绪体验，这在早期有助于丰富孩子的情感世界，帮助孩子和父母建立起亲密的关系，增加孩子对父母的安全性依赖。这涉及孩子终身安全感的建立，对孩子日后和他人的交往非常重要。很多家长以为这个时候孩子不懂事，可以等长大了再去教育，那就错过了教孩子进行情绪管理的最佳时间。

再如运动能力的发展，**如果想让孩子长大后成为运动健将，专业的运动训练在8岁之前就要开始。**

此外，孩子精细动作的敏感期为3~6岁，这也是幼儿园大量开设剪纸、折纸等手工课程的原因（见图1-10）。

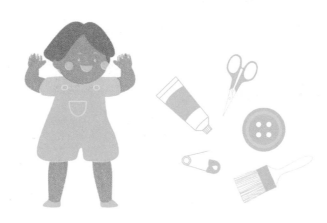

图 1-10　幼儿园孩子做手工

以孩子独立吃饭为例，在刚开始的时候，孩子会用手抓，之后才学会用勺子。但孩子攥着勺子会出现找不到嘴的情况，饭桌上常常都是饭粒。生活中有些家长常常心疼饭菜，而且看孩子自己动手吃得太累，赶紧接过来自己喂，哪怕追着、跑着、哄着、骗着也要把饭一口一口地喂到孩子嘴里。但我们的勤快和包办，恰恰扼制了孩子发展精细动作的能力。因为在孩子多次拿着勺子去找嘴的过程中，手、眼、嘴的协调能力会得到全方位的锻炼。基于"活下去"的生存需要以及对食物的渴望，"吃"是每个孩子的本能。在孩子费力找嘴的时刻，大脑会不断被激活，无数大脑神经元此刻建立起连接，认真协调，努力工作。**因此我们建议家长一定要把孩子成长的权利还给孩子，不要剥夺孩子脑神经元建立丰富连接的机会。**

 自己动手，丰衣足食，这一点在家庭教育中尤为重要。

家长在日常生活中要给孩子机会，让孩子学会自己吃饭、穿衣、洗澡、系纽扣、绑鞋带等，越是精细的动作越好。这些对自理能力的培养可以让孩子学会很多生活技能，在家能成为父母的好帮手，到幼儿园也不会给其他人添麻烦。在早期教育中重视养成这些好习惯，会让孩子的大脑得到充分发育，使他们在进入社会后也会拥有良好的独立生活的能力，和他人交往也会更顺利。

当然，我们强调最佳敏感期，是因为某些能力会在某些时间段出现，此时抓紧训练最好，但我们并不否定个体在以后仍然可以获得这样的能力，只不过可能会更加困难一些，培养需要的时间也会更长。

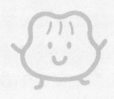
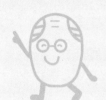

第二章

父母不"扬鞭"，
孩子自"奋蹄"

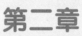
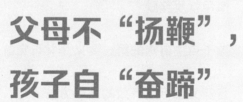

培养出一个"不待扬鞭自奋蹄"的好孩子，是很多父母的期望。本章将围绕三个话题展开，希望对父母们有所启发。

1 慎用物质奖励。

2 孩子自主自律的第一要义是父母觉醒。

3 智慧父母行之有效的三个方法。

1

奖励用不好，
效果适得其反

先讲一个关于"奖励"的故事：有一位白胡子智者，因为喜欢清净，独自住在郊外的小房子里。有一天，智者一如往常在院子里思考哲学问题，突然门口来了一群踢球的孩子，他们大呼小叫、吵吵嚷嚷，好不热闹。一连几天，孩子们一放学就相约在智者家门口踢球，让智者不胜其烦。

智者想把他们赶走，于是想出一个办法。有一天，他把孩子们叫过来，对他们说："孩子们，非常感谢你们来给我表演踢球比赛，我给你们每人一块钱，你们以后每天都过来给我踢球吧！"孩子们当然超级开心，拿了钱踢得更起劲儿了。第二天，孩子们如约前来，智者说："孩子们，对不起，今天只能给5毛钱了。"孩子们有些失望，虽然拿了钱，但是踢得没有之前那么起劲儿了。第三天，智者说："今天没有钱给你们了。"孩子们说："那我们凭什么给你踢球啊？"于是头也不回地跑掉了。智者的家门前又恢复了以往的宁静。

智者的故事提示我们，物质奖励有时也是一种"惩罚"。在现实生活中，很多家长也常常用物质奖励激励孩子，结果却适得其反。

这是为什么呢？要注意两个关键词——内部动机与外部动机。

让我们回到智者的故事。孩子们天生爱玩，尤其是在小学阶段，结伴玩耍、踢球、捉迷藏，只要是聚在一起，就算只是疯跑，不到天黑、不等到妈妈扯着嗓子喊，他们估计都不愿意回家。这完全是出于天性，他们是自动自发地想去做，而且乐此不疲。智者的聪明之处在于他将孩子们享受踢球、享受玩耍的内部动机巧妙地变成了为了赚钱的外部动机，成功地将孩子们的注意力从踢球的乐趣转移到获得物质奖励上来，完成了动机的转移。

可不要小看"内"和"外"一字之差的转换。内部动机与外部动机的区别在于，内部动机带给人们的行动力是源源不断的，而外部动机在激发个体时，只要奖励被削弱，个体的行动力就会大打折扣，甚至完全消失。

1971年，一个经典的心理学实验也揭示了同样的道理。自我决定理论的创始人之一、美国心理学家德西找了一群孩子来玩搭积木。他把孩子们随机分成两组，每组孩子都被要求搭两次积木。在A组孩子搭完两次积木后，研究员给他们一些钱作为感谢（孩子们事先并不知道有金钱奖励这回事）。而在B组孩子第一次搭积木之前，工作人员事先告诉他们："你们如果认真搭积木，完成后会得到一些钱作为奖励。"但是在他们第二次搭积木之前，工作人员又说："这次搭积木没有奖励了。"事实上，这两组孩子最后得到的钱都是一样多的。

研究人员在两组孩子们每次搭完积木后都对他们进行了大脑扫描，惊奇地发现人的动机不是虚无缥缈的，完全可以在大脑扫描图里看见（见图2-1）。

第一次搭积木　　第二次搭积木

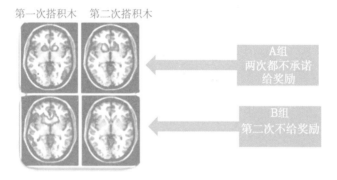

图 2-1　A、B 两组孩子两次搭积木后的大脑扫描图

大脑中发亮的区域是负责奖励评估的纹状体。A组孩子搭积木，两次都没有奖励，孩子们自得其乐，脑部激活的部位和大小几乎一致。B组孩子搭积木，在孩子们自得其乐的基础上工作人员又提出有奖励，这一区域大大地被激活了；可是在孩子们第二次搭积木前，工作人员告知没有奖励的时候，孩子们竟然连做这件事情的乐趣都消

失了。

　　生活中父母对比孩子似乎占有绝对优势地位，这样的场景会经常上演："你要是期末考试考进年级前三名，我们就带你去旅游，或者给你买你想要的那双鞋"，"你要是完成了作业，就奖励你看动画片"，"你要是好好吃饭，妈妈就带你出去玩"，等等。仔细体会"你要是……，我就让（给）你……"这个句式，我们内心听到时涌动的是什么样的情绪和情感呢？是幸福、感动和开心呢，还是压力、无奈和麻木？

　　看到这里，家长朋友们，你们明白为什么孩子们在厌学赌气时会脱口而出"我不给你学了"吗？长期靠外在物质奖励维持孩子做事的动机，结果必然损耗孩子的向内探索，妨碍他们享受做事本身的乐趣与成就感。一旦物质奖励达不到孩子的期望，必然适得其反。

2

父母觉醒是孩子自主自律的
第一要义

如何保护和支持孩子做事积极主动的内部动机，让他享受做事的快乐呢？

让孩子自主自律的第一要义：父母的成长和觉醒，少说多做，以身作则

家长们都有一种期待，希望自己的孩子"不待扬鞭自奋蹄"，长成大家口中的"别人家的孩子"——早起早睡不用催，琴棋书画样样精，大方有礼人夸赞，洗衣做饭也能行，长大直奔985，身体健康不生病。

这样的孩子还真有，尤其是那些名牌学校里。但当人们问及这些孩子的父母："你们是怎么培养的？"大部分的父母可能会说："我们也不知道啊，我们都没怎么管过。孩子小时候是我们自己带，工作一大堆，回家还得忙。经常是我写东西，她就在旁边画画；我看书，她就在旁边自己翻书，日子过得连滚带爬！""一家人都是在一起吃饭，哪儿有空喂他呀！"这样的父母真的不在少数。有一位北大女生的妈妈就曾跟我说："孩子两岁半时，带着她去办公室赶稿子，我在这边忙，她在旁边翻看那一堆书。等我写完稿一抬头，孩子把小脑袋枕着书都睡着了，我心里是有愧疚的。第二天吃饭时我跟孩子说：'妈妈没时间和你玩，对不起啊！'孩子瞪着小眼睛说：'妈妈忙我知道啊，我也忙着呢，我也没空和妈妈玩啊！'"这就是父母在工作和生活上的内部动机也潜移默化地影响了孩子。

所以父母要先把自己活成"不待扬鞭自奋蹄"的样子，你不只是你自己，更是孩子的"成长环境"！父母就是孩子不可缺少的阳光、空气和水，要知道"蓬生麻中，不扶自直"——这就是家风的熏陶。

我们调研的数据表明，父母在小孩子的心目中是有地位的，无论你是谁，无论你现在是否成功，在孩子心目中，你都是顶天立地的，都是他的榜样。所以，**为人父母，请务必先活好自己。**

网上有这样一个小段子，说世上有三种鸟，看看我们自己是哪一种。第一种是先飞的，是笨鸟；第二种是嫌累不飞等死的，早死早投胎，是"聪明鸟"；第三种是自己飞不起来，就在窝里下个蛋，把希望寄托在下一代身上，让小鸟使劲儿飞的。这里我再加一种——自己飞不起来，希望小鸟使劲儿飞，并且完全听指挥的那种。各位家长觉得自己属于哪一种呢？

让孩子自主自律的第二要义：父母觉知生命的本质，了解孩子原有的样子

每个生命都是独一无二的，他的诞生早就经历过九死一生的自然选择了。有一组数字：5亿比1、8小时生存期——任何一个受精卵的形成都是因为一个卵子和2~5亿个精子中的一个相遇，相遇后受精卵还要在8小时内着床，即进入子宫壁"安家落户"，然后才会有后续的分裂和生长。为了活下来，所有生命从遗传基因上都做好了顽强生存的充足准备。即使顺利来到人间，根据2019年我国新生儿死亡率的相关资料显示，1000个孩子中仍有3.5个孩子夭折。每一个生命都是一粒充满活力的种子，无论是在肥沃的土壤里，还是在贫瘠的盐碱地里，他都会选择义无反顾地生长，因为那是他内在固有的生命能量。

父母、师长和朋友对于孩子的成长而言就是阳光、水和空气，是绝对不可以缺少的，但是，多与少的量需要我们去平衡和把握。环境中的各种因素会关系到孩子日后长成的体格是高大威猛还是矮小孱弱，是成为笔直的参天大树还是长成拧巴的歪脖树。在大自然中，天、地、人的融合自然有其不能言说的大道，正如一句诗所言："天不言而四时行，地不语而万物生。"（出自李白《上安州裴长史书》）我们人类只是大自然的一分子，也生活在万物共存的宇宙空间中，一切都需要按自然规律行事。所以为人父母者要觉知每一个生命都有其内在成长的渴望，我们作为孩子的"成长环境"，要少说多做、各负其责，这样才更顺应自然规律。

让孩子自主自律的第三要义：父母要意识到教养孩子的意义

2020年新冠肺炎疫情期间，勤洗手、戴口罩已成为我国全社会的防疫共识。以洗手为例，你可以认为洗手是为了讲卫生、爱干净，也可以认为洗手有更高的防疫意义——保护自己就是保护他人，洗手就能切断传染源、共同抗击疫情。哪种想法会让我们觉得更有意义、责任重大、有使命感呢？当然是后者。我们能让孩子坚持严格洗手并乐此不疲，是因为告诉孩子勤洗手的小行为会保护家人不被感染；同时因为不去医院"添乱"，也会给医护人员减轻压力，把宝贵的医疗资源让给更需要的人。让孩子这么一想，是不是就会觉得勤洗手的小行为特别有意义、有价值？

美国心理学家阿尔伯特·艾利斯曾说："人可以借助逻辑、推理等方式改变自己的想法、感情和行为。"同样一件事情，如何对待全在于我们的处境、心量和格局。

还是以2020年的新冠肺炎疫情为例，在常态化抗疫阶段，孩子们"停课不停学"，在家上网课。家长们的心路历程也几经波折，从开始的理解、支持到密切关注部分年级开学，再到后来，家长们开始盼望自家的孩子能够复课，也有很多"工作加带娃，一个头两个大"之类的抱怨……这一切都是正常的心理变化。

虽说抱怨是正常的、可以理解的，但是这并不意味着我们的生活就可以被抱怨吞噬。为了锻炼心智、提升为人父母的自我修养，即便很辛苦，我们仍然需要面对艰难的现实，并在这艰难中苦中作乐。

当我们这样抱怨："再不开学，孩子就要把我'逼疯'了，我一天都不想待在家里啦！我可管不了他了，老人要是不帮忙，我就过不下去了！"时，我们也可以这样想："孩子越长大，就会离父母越远，亲密的时光需要好好珍惜。平时一家人各自上学、上班，白天见不到面，现在正好多多陪伴，24小时不分离，多美好啊！孩子是我的'陪练'，是孩子让我变得更好。"一枚小硬币都有两个面，复杂的生活更有千面万面，千万不要让自己的思维钻了牛角尖。

其实，教养孩子的意义远不止于父母自身的"修炼"，我们应该认识到孩子就是国家的未来，带孩子本身就是投身教育事业。教育工作者不仅指教师，家长也同样是"人类灵魂的工程师"。如果我们能认识到带孩子就是在塑造他人的灵魂，而且是童真孩子的灵魂，我们还敢天天刷视频、打麻将、追星追剧，而把孩子扔给电子设备或塞给老人吗？

我们都是在为未来培养人才，培养有独立思想、有担当、对社会有用的人。想想为人父母是多么伟大，多么有使命感啊！这样想，我们就会从内心生发出一种动力，不知疲倦、任劳任怨地聚集在一起，相互学习、相互鼓励，用真心、真本事把自己活得更充实，给孩子做好榜样，陪伴孩子一起成长，这也是在为我们的国家和社会做贡献。家庭是社会的细胞，每个家庭稳定幸福了，整个国家和社会就稳定幸福了。

写到这里，我又想起我最喜爱的一首诗——纪伯伦的《你的孩子，其实不是你的孩子》。

你的孩子，其实不是你的孩子，

他们是生命对于自身渴望而诞生的孩子。

他们通过你来到这世界，却非因你而来，

他们在你身边，却并不属于你。

你可以给予他们的是你的爱，

却不是你的想法，

因为他们自己有自己的思想。

你可以庇护的是他们的身体，

却不是他们的灵魂，

因为他们的灵魂属于明天，

属于你做梦也无法到达的明天。

3

育儿有章法，
父母需谨记

未成年的孩子，尤其是年纪特别小的幼儿和小学生，他们没有成年人的逻辑推理能力和思想，家长应从满足三种基本心理需要入手，培养未成年孩子的自主性和自律性。

自我决定理论认为，可以通过自主、胜任和关系三种基本心理需要的满足，来增强人的内部动机，促进外部动机的内化，保证人的健康成长。

自主指的是我有选择的权利，我制定的目标不是被父母逼迫的结果。我喜欢自己选择的。

胜任是指这件事情我能做，做的时候我有掌控感，做完了也很开心。例如为养成好习惯，"打卡"后会觉得自己很厉害、很有成就感，越做越喜欢；再如，之前的目标是跳绳30个，现在都能跳50个了，后来还学会了花样跳绳。自我会自动提高任务的难度，乐于不断挑战。

　　关系就是得到人际支持，如果孩子做的事情全家人都支持，还帮着出谋划策，那么孩子自然开心，动力十足。如果还有父母的陪伴与协助，做完后能一起讨论、复盘就更好了。

　　这三种基本心理需要越是得到满足，孩子的内部动机就会越强。根据这一理论，当一个人选择参与某项活动并不是为了完成某个外部目的时，同样的活动可能带来更多的快乐。我们大学时的经历也可以证明。如果室友二人阅读同一本书，若是二人主动选择阅读这本书，会读得津津有味、乐在其中，半夜在被窝儿里打着手电筒也要看完；若读这本书是老师布置的作业，有的人则会敷衍了事。美国心理学家德西等人指出，个体有一种天性——愿意相信他们是凭自己的意志力来活动的。人们希望做一件事是因为他们想做，而不是他们不得不做。这就是生命成长的内部动机。

　　在现实生活中，有很多非常负责任的、勤劳

的父母，他们总是担心孩子吃不饱，所以端着碗追着喂饭；担心孩子写作业不专心，就坐在旁边陪着、看着；担心孩子在学校里受欺负，就要求学校安装摄像头全程监督；担心孩子和学习成绩差的人混在一起，就查看孩子手机里的朋友圈和聊天记录；担心孩子日后的就业前景，于是全程规划文理科选择和志愿报考……

如果家里有这样"负责任"的母亲或父亲"大人"，因为担心而全心全意地为孩子着想，付出全部精力去规划孩子所有要走的道路，在这种情况下，孩子要想找到自己，真是太难了！

真正智慧的父母都是有章有法地进行科学育儿！

自我决定理论里有一个小技巧：自我支持。

第一步是共情，用你的同理心接纳孩子的情绪。第二步是解释，解释为什么要坚持。第三步是陪伴和示范，可以陪孩子一起完成几次，做示范并享受其中的乐趣。

最重要的是第四步：有限的选择——让孩子选择是和父母一起做还是由他自己做，是现在做还是十分钟之后做。给了孩子选择后，在他的心里就不会产生厌烦抵触的情绪，而是会积极地想办法去完成。让孩子大脑里的 "好孩子" 和 "坏孩子" 斗争一会儿，理智决策能力就增强了，任性抗拒就减少了。这就是一步一步培养孩子内部动机的过程。

给他人选择的权利就是最大的尊重。为人父母者切忌打着 "为你好" 的大旗，给孩子铺好一条 "好好学习" 的道路，而其他一切父母全包。什么样的父母擅长扼杀孩子的内部动机，把孩子变成 "拖延症患者"，一提作业家里就鸡飞狗跳呢？可能就是这种 "出力不讨好型" 的父母。

父母应从力所能及的小事开始培养孩子的胜

任感，让他感觉"我能行"！小孩慢慢长大，父母就应慢慢地从他的生活中退出来，让他做主角，运用自己的头脑和力量学会自己做决定。如果父母真的一时难以完全放手，可以试着用这样的方法：在和孩子进行交流的过程中，有意识地给孩子提供一些不会出错的选择项，让他做最终决定。例如，你想让孩子培养一种兴趣，可以问他："你是想学画画、钢琴，还是书法？"在你允许的范围内，让他去选择。孩子会很高兴看到父母对他的信任、理解与尊重，也会慎重地对待自己的选择。一次、两次，随着孩子一天天长大，父母慢慢放手，可以给孩子越来越大的选择空间。

在自主选择、身体力行的过程中，要让孩子不断感受来自父母的支持。注意，父母要做的是支持，而不是干涉。支持孩子，让孩子感受到来自父母的亲密感，往往只需要从父母的目光中、言语间流露出认可和赞许就足够了，并不真正需要父母插手做什么。父母可以告诉孩子："如果你需要我们的帮助，我们永远都在你身后。"这就是自我决定理论第三种基本心理需要"关系"的真谛——在关系中体会到满足的亲密感。

孩子年龄虽小，但也是一个独立的人，有自己独特的个性、思想、兴趣爱好，他们应该享有自主选择的权利。鲁迅先生在《我们怎样做父亲》一文中提出，"父母对于子女，应该健全的产生，尽力的教育，完全的解放"。这"完全的解放"就是指不要强迫孩子接受的意志，要允许孩子根据自己的意愿进行选择。唯有如此，才能让孩子茁壮成长。

多给孩子选择的机会和权利，不仅是孩子成长的一种心理需要，也是让孩子更好地适应社会的前提。孩子的生命是父母给的，但绝不应当被家长安排人生。为了孩子的一切，让我们创设一个宽松的环境，让孩子学会自己选择。真正的爱，不是控制孩子全部的人生，而是在孩子的成长过程中能够适时地放手、得体地退出。父母应懂得亲密是一种爱，分离同样是爱！

依据上述理论和规律，家长们应如何判断和评价孩子的内部动机呢？我认为可以考查以下四个方面：

（1）目标制定时，孩子自主性的强弱；

（2）目标实现过程中，孩子的努力程度；

（3）达成目标后，孩子体验到的内在满足感；

（4）是否感谢家人的帮助和支持。

最后，让我们来看一则寓言故事，请你仔细体味其中的哲理。

有一天，一个樵夫坐在河边哭，路过的一位神仙看见了，问他："你为什么哭？"樵夫说："我的斧头掉进河里，我没法砍柴了。"神仙说："我可以帮你把斧头找回来。"说完，神仙就跳入河里不见了。

一会儿，神仙从河水里探出头来，手里拿着一把金光闪闪的斧头，问樵夫："你掉的是这把斧头吗？"樵夫一看，那是一把金子做的斧头，他马上说："不是，这不是我的，我的斧头是铁做的。"

又过了一会儿，神仙又从河水里冒出来，手里拿着一把银光闪闪的斧头问："你掉的是这把斧头吗？"樵夫摇头说："不是，我的斧头是铁做的，不是银做的。"

最后，神仙拿着一把又旧又老的斧头跳出水面，问樵夫："这是你掉的斧头吗？"樵夫很高兴地说："是的，是的，谢谢你！"

神仙说："你很诚实，这另外两把斧头也送

给你吧！"说完就不见了。于是，樵夫拿着三把斧头回家去了。

樵夫的一个邻居听说这件事，以为只要丢一把斧头到河里去，就可以带回三把斧头，于是他也把斧头扔进河里，然后坐在河边大哭。

神仙又出现了，邻居告诉神仙自己的三把斧头都掉进了河里。

"这是你的吗？"神仙拿出一把金斧头。

"是，是！"邻居高兴地说。

"这也是你的吗？"神仙又拿出一把银斧头。

"对，对！"邻居又连忙答应。

"这个呢？"神仙拿出一把旧的铁斧头。

"这个……也是我的。"邻居说。

神仙说："你真的掉了三把斧头在河里吗？你太贪心了吧！"只听"咻"地一声，神仙和那三把斧头都不见了。

初读这则寓言，我们都能理解其中劝人向善、诚实行事的寓意；其实，这则寓言远不止这么简单。我认为它还提醒我们：建设幸福的家庭，不仅需要诚实面对自己、诚实面对他人，更需要学会享受当下不那么完美的状态，把每一天都活成当下最好的一天，那么"金斧头""银斧头"的惊喜迟早会到来！

你若盛开，清风自来，祝福每一个家庭！

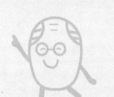
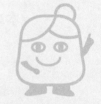

第三章

阅读习惯不缺席，
生命才能更精彩

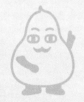

本章我们要讨论三个很重要的话题。

1 阅读真的可以让大脑更聪明吗？

2 父母的语言如何帮助孩子开发大脑？

3 为了终身发展，父母如何帮孩子开展早期
  阅读？

1

阅读点亮大脑

我们都知道阅读对孩子的成长至关重要，但是具体重要在哪儿呢？我的答案是：阅读可以让大脑更聪明！

为什么呢？我们以阅读一句诗为例："床前明月光，疑是地上霜。"，虽说只有十个字，但是如果你想读懂它，脑海中就要发生翻江倒海式的"风暴运动"。你需要经历三个阶段——看到文字（See）、看懂文字（Understand）、思考文字（Think），我把这个过程概括为SUT，这三个阶段在大脑中构成一条阅读解码的通道。

可不要小看这三个阶段，每一个阶段的跨越都对脑神经发育至关重要。

第一阶段：看到文字

这个阶段需要点亮从眼睛通向大脑的通道：眼睛—视丘—视觉区。

视丘与专注力息息相关。我们所有听到的、

看到的信息，都会通过视丘传送给大脑。视觉区是大脑里专门负责视觉的一个"部门"，所有通过眼睛接收到的刺激信号，都会传输到这里，经过视觉区的加工，我们才能意识到那些刺激信号，完成完整的从"看"到"见"的过程。

视觉区的功能非常重要。有一个经典案例：一个小男孩由于一只眼睛受了伤，医生用纱布把他的这只眼睛全部包住，很长一段时间，小男孩都处在黑暗之中，什么也看不到。治疗结束以后，医生帮他取下纱布，小男孩的眼睛器官恢复得很好，但是，他依旧什么也看不到。

这是为什么呢？原来，这个小男孩当时所处的年龄恰好是视觉区神经发展的关键时期。在这个时期，孩子的眼睛接收到的信号越多，视觉区神经发展得越丰富。然而这个不幸的小男孩由于一只眼睛长期处于黑暗之中，视觉区神经接收不到足够的刺激，因此这只眼睛对应的大脑的视觉区没有得到发展。眼睛作为器官只能为"看"提供必要的生理条件，但是视觉区神经的匮乏导致他的大脑无法对进入这只眼睛的事物进行认知加工，所以导致了"视而不见"的结果（见图3-1）。

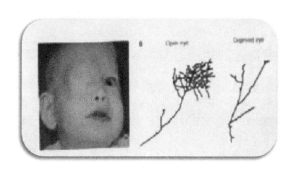

图 3-1　视觉神经匮乏导致"视而不见"

这个案例提醒我们，大脑的发展和外界刺激息息相关，只有刺激足够丰富，大脑才能得到足够的发展。

第二阶段：看懂文字

这个过程会点亮第二个重要通道：角回—威尔尼克区—布洛卡区。这三个区域执行着非常重要的功能，包括让你能理解看到的书面文字、能听懂信息、能正确表达自己理解的内容等，这些功能和阅读过程息息相关。如果没有这些大脑区域的存在，会发生什么呢——个体将会产生阅读障碍，简单来说，就是不能理解看到或听到的文字，即便是熟悉的母语文字和语言，对于他来说也会像"火星文"一样。

第三阶段：思考文字

这一阶段会点亮我们人类最高级的脑区——前额叶。从进化上来讲，这个区域是大脑中最晚发展的区域之一，而且人类大脑这一区域的比重也超过其他物种。你是否能够控制自己的专注力在某一本书上，是否能够对上一阶段中理解的语言做进一步加工，利用逻辑思维推理出文字背后的意义，并学会一些规则，或者你是否能因为阅读某些文字而产生某种情绪……所有这些能力都与前额叶有重大关联，这些能力恰恰是我们区别于其他动物的关键——人类通过阅读培养了思考能力。

阅读行为看似简单，实际上非常复杂。试着了解阅读的脑回路机制，你将明白为什么在阅读发生的时候，大脑中有那么多区域被点亮。大脑是用进废退的，良好的阅读习惯无疑会让我们的大脑更聪明。

2

父母的语言可以
开发孩子的大脑

在开展儿童早期阅读之前，我们必须先了解阅读的最佳敏感期。和阅读最直接相关的两个能力是口语表达和词汇记忆。

相信很多人都听说过狼孩的故事，那是历史上真实发生过的事情。1920年在印度的加尔各答地区，人们发现在一个狼群里生活着两个人类的孩子，一个大约3岁，一个大约8岁。3岁的小女孩在被救出大约7个月后就去世了，而8岁的小女孩幸存了下来，被取名叫卡玛拉。后来，研究人员就开始抚养她，教她像人类一样走路、吃饭、穿衣服、说话。卡玛拉大概在一年以后才慢慢学会站立，但还是更习惯像狼一样爬行，而且喜欢吃生肉。卡玛拉的语言发展更是缓慢，大概在4年以后，也就是12岁左右时，她才学会了6个单词。等到6年以后，也就是卡玛拉14岁时，她总共只学会了35个短语。直到卡玛拉17岁去世，她的智商只相当于两三岁孩子的水平。研究人员最后得出的结论是，在最佳敏感期因为环境中没有足够的刺激，卡玛拉的语言发展能力很可能已经永久消失了。

早期教育对人一生的影响最大，这一点从儿童大脑发育中神经元连接的丰富度上也给出了例证。孩子6个月到两岁之间，大脑神经元连接达到最快的阶段，从生活中我们也能感受到这个时期的孩子非常难带——自从孩子会爬一直到跌跌撞撞满地跑，孩子没有一刻能安静，见到什么都想抓到嘴里品尝一下，看到什么东西都感觉新鲜，对厨房里的锅碗瓢盆也充满了好奇，摸摸这个，踢踢那个……这其实都是因为大脑在快速发育，孩子在自主探寻，环境中的多种刺激能够促进他多种感官的发育和成长。

聚焦到儿童早期的语言发展，父母的语言和家里的阅读环境会极大影响儿童大脑神经元细胞的生长，以及长多少、长成什么样儿。"3000万词汇倡议"机构创始人、芝加哥大学妇科和儿科教授达娜·萨斯金德博士在研究中发现，决定3岁儿童言语智力的指标分别是父母和孩子交流的次数、语言的多样性和反馈。其中交流的次数是决定性因素。

在实验中他们选取了不同经济基础的家庭，最后发现低收入者家庭，家长每天和孩子交流的词汇是600个左右，普通工薪家庭是1200个左右，而脑力劳动者家庭是2100个左右。累计三年的总量，会让人难以置信：脑力劳动者家庭和低收入者家庭的孩子接触到的词汇量相差高达3000万个。同时萨斯金德博士也在《父母的语言》一书中写道："儿童每天使用的词汇86%~98%都与父母一致。"可见父母的每一句话都塑造着孩子未来的模样。神经科学家也告诉我们：最好的教育都是免费的，它就存在于父母使用的每一个词语、说的每一句话、每一次亲子交谈和互动里。

对于每个0~3岁的孩子来说，父母提供的语言环境在很大程度上决定了他先天潜能的发挥。父母语言的神奇作用远不只简单的词汇导入，更重要的是，父母输送给孩子的语言决定了他特定神经元回路的优势和持久性，以及修剪其他神经元回路的必要刺激因素。婴儿出生后每秒钟会产生700~1000条神经连接，父母的语言是影响大脑发育的最重要的教育资源。3000万个的词汇量差距会极大地影响儿童在数学概念、读写能力、自我管理、执行力、批判性思维、情商、创造力和毅力等方面的表现。

为了帮助父母构建良好的语言环境，萨斯金德博士和她的团队研究出了一套科学且便于操作的亲子沟通方式：3T原则，即共情关注（Tune in）、充分交流（Talk more）和轮流谈话（Take turns）。

第一个T：共情关注

父母用语言开发孩子大脑的第一步，就是以

共情关注的方式吸引孩子的注意力，并给予孩子回应。

共情关注要求父母有意识地去观察孩子在关注什么，等到时机成熟再去和孩子谈论。换句话说，孩子关注什么，父母就要关注什么。即便孩子关注的东西一直在变化，父母也应该遵循这一原则，及时对孩子的行为做出回应。

请看一位妈妈的一段记录：（习惯养成训练营2020年4月5日打卡）最近女儿在整理玩具时常常找借口说很累，今天也是。她爸实在"给力"，由于最近一起学习照顾娃，进步颇多。她爸说："爸爸知道你很累，你现在休息一会儿，玩具们玩儿了这么久也很累，它们也要休息。待会儿我和你一起收吧。"女儿高兴地答应了，休息一会儿后就和她爸收玩具去了，她爸象征性地收了几个，其他全部被女儿收进了玩具箱。

为什么女儿最后高兴地把玩具收拾了呢？就

是因为爸爸关注到了孩子此刻的情绪状态，然后接纳、等待并提出建议。孩子此刻感受到的是极大的尊重，自然在休息一会儿的愿望得到满足后，就开始收拾玩具了。

第二个T：充分交流

多跟孩子交流的目的不是零散地聊天，而是让孩子掌握分门别类的词汇，并学会它们的使用方式。如果父母让孩子接触到广泛的词汇，经年累月，孩子的语言水平会达到一个崭新的高度。

第三个T：轮流谈话

轮流谈话不仅是亲子沟通的黄金准则，还是3T原则中最重要的一环，对于开发儿童的大脑起着决定性作用。"你来我往"的亲子互动能否成功展开，关键点在于父母是否耐心地等待孩子的回应。

在婴儿时期，孩子可能会说一些让父母听不明白的词语，有些是孩子的自创词语，有些是发音不完整的词语。这时候父母一定要抓住语音信息认真回应，在孩子回答时多给他一些时间搜寻用以回应的词语。这是"轮流谈话"中至关重要的一步。

不是所有的话语都利于谈话的展开。父母应该多提开放式问题，少提封闭式问题。"这是什么？""球的颜色是什么？""牛怎么说？"等询问定义、类别的问题对谈话的轮替以及孩子词汇的积累没有太多益处。同样，能用简单的"是""否"作答的问题也存在缺陷，孩子只需要在脑海中搜寻那个熟悉的词汇即可，不需要花额外的力气思考。

开放式问题则能够完美地实现"轮流谈话"的目的。家长只需抛出"怎么办"和"为什么"，就足以让孩子在思维的世界里自由翱翔、独立思考，逐渐学会解决问题。

父母在懂得了以上交流原则之外，还要创造

有书的家庭环境。哈佛大学的一项研究显示，儿童家庭中早期语言和阅读的条件、环境、能力与他们未来的阅读能力以及所有学业成就存在很强的正相关关系。在藏书500本的家庭里，即使父母知识水平很低，孩子的学习能力在同龄人中也不会落后。

大家都知道，人类跟黑猩猩约有98.5%的基因是相同的，只有1.5%的基因不同。我们最大的优势在于文字的传承。我们有阅读的能力，是所有动物里唯一能够享受到祖先智慧的物种。

新加坡前总理李光耀曾发出过这样的倡议：新加坡是小国，没有丰富的自然资源，最大的资源是国民的脑力。那怎么提升国民的脑力呢？他倡议国民必须有快速提取信息的能力、正确表达自己思想的能力，而阅读就是接收信息最快的方式之一。

3

孩子早期应该怎么阅读

不识字的婴幼儿怎么开展早期阅读？只认识很少字的学龄前儿童怎么阅读？识字多了，阅读就真的无障碍了吗？这些都是父母们在家里引导孩子阅读时的主要困惑。下面我们来一一解释。

首先，对于不识字的婴幼儿，早期阅读的原则是生活即教育。

早期阅读的目的在于让孩子学会阅读，对于字和词的学习要在潜移默化中进行。从出生一直到小学一年级，孩子能够在字母表中认识字母，说出自己的名字，认识一些常见的词，比如停车场上的"停"、卫生间里的"男"和"女"等，这些都是在生活中教孩子认字的最好素材，所以说生活就是教育。

除了生活中的素材，从出生到上小学前，孩子还能读些什么呢？我比较推荐无字书，或者叫无字绘本。孩子阅读无字书的时候，如同在观看一部无声动画片，因为没有文字的解释和成人的言语引导，幼儿只能靠自己有限的知识和生活经验来阅读和理解故事，这就为孩子提供了想象和创造的空间。爱因斯坦说过，想象力远比其他能力重要得多。无字书对儿童认知的发展有重要价值，能够促进儿童观察、想象、创造和推理等诸多能力的发展。同时，无字书对儿童语言的发展也具有重要的促进作用，尤其有助于发展儿童口语表达的能力，能够引导儿童建构自己心中的世界。

还有一种阅读材料是绘本。优秀的绘本都是用图文并茂的形式给儿童讲故事的，图画具体形象、生动有趣，文字也简洁凝练。5~6岁的孩子已经出现抽象逻辑思维的萌芽，会开始关注故事的细节，关注很多信息，也会进行一些逻辑推理。在家长的言语引导下，儿童能够明白绘本讲述的故事内容，这对儿童初步形成自己的价值观也非常有帮助。

举一个绘本的例子——《大脚丫跳芭蕾》。这本绘本讲述了贝琳达因为有一双大脚而被排斥在舞台之外，但是她勇敢坚强、坚持不懈，等到机会到来的时候，终于如愿以偿地受到观众热烈欢迎的故事。贝琳达的事迹告诉我们，认可和接纳自己的缺点是非常重要的。

孩子对自我的认知，包括接纳自己的优点和缺点，这样才能够活出真正的自己。自我认知对于孩子的价值观塑造是非常有帮助的。优秀绘本的配图和色彩运用同时提高了儿童的审美能力。好的绘本为儿童打开一扇认识世界的窗户。研究表明，绘本对于学生阅读兴趣的培养、阅读能力的提高有至关重要的作用。

再以小熊维尼的一则故事为例。故事的内容其实特别简单，但是整个故事在传递一个社交的理念：猫头鹰遇到不会解决的问题去找同伴求助，同伴也不会，它又去找其他朋友，最终解决了问题。这个故事就是要告诉孩子，遇到了问题可以去求助他人，寻求解决办法。人是社会性动物，每个人都有社交的需求，儿童的同伴能够满足他们这方面的需求，这也是一个孩子在集体当中获得幸福感的首要条件。我们的孩子在读绘本故事的时候，家长可以通过讲故事传递给孩子为人处事的原则和方法，这比干巴巴地讲道理有效得多。

3~8岁是阅读能力发展的一个高峰期和敏感期，如果在这个时期培养孩子对阅读的兴趣，养成良好的阅读习惯，提高自主阅读的能力，对他今后的可持续发展将产生重要的、积极的影响。

阅读需要循序渐进。从小学一年级开始学习拼音，孩子就开始了拼音和文字的混合性阅读，阅读的深度和广度都大大增加了，阅读内容也有了新的进阶。到三、四年级时，阅读又要发生质的改变。简单来说，九岁之前，孩子学习如何阅读，而九岁之后，孩子需要通过阅读来学习。换句话说，九岁之前更多的是识字，九岁之后则是通过更大的词汇量去获得更多的知识。前期的阅读是为后期阅读做准备的积累过程。

著名的哲学家克里希那穆提在《关系的真谛》一书中写下这样一段话："你改变不了一座山的轮廓，改变不了一只鸟飞翔的轨迹，也改变不了河水流淌的速度，所以只是观察它，发现它的美就够了。"我们在看这段话的时候，每一个字都认识，每一个词语也都能理解，但这就等于会阅读了吗？当然不是，我们需要通过阅读学会思辨，尤其对处在思维发展阶段的孩子。这时对于含义丰富、深刻的话，我们不能只理解其字面意思做浅阅读，应上升到哲学高度去理解，引导孩子去阅读、去思考。

法国著名文学史家保罗·亚哲尔把适合儿童阅读的好书标准定为以下几类：第一，能够培养儿童的观察力，具有质朴之美的书，这些书充满了艺术气息，能够让儿童的心不受现实世界的束缚；第二，能够传递人类最宝贵的价值观和精神力量的书，这样的书籍弘扬高尚的道德，使儿童尊重一切生命；第三，能启发儿童知识的书，帮助孩子扩大知识面。

总之，关于儿童阅读内容的选择有两个原则：第一，生活即教育；第二，开卷有益。

6岁之前适合读什么书呢？——只要是能引导孩子够充分发挥想象力的书籍都可以。小学低年级时适合读什么书？——能够帮助孩子快速识字、学会阅读方法的书籍都可以。小学高年级可以开始读文学作品、人物传记这些能够引发孩子深度思考的书籍。书读百遍，其义自见。好书不厌百回读，开卷皆有益。

4

人人都应爱阅读

阅读对我们一生发展的重要性是不言而喻的。父母必须有培养孩子成为终身阅读者的意识。其实，不仅孩子需要阅读，成年人也不能离开阅读。

在教育水平全球领先的芬兰，每个孩子的家庭作业之一，就是每天至少半小时的自主阅读。在这半小时里，孩子们自由选择阅读的书籍，不一定要跟课本相关，可以读他们喜欢的故事书、童话书或者绘本。

著名儿童文学作家、国际安徒生奖获得者曹文轩说："所有父母要意识到从孩子出生的那一天起，就要让他感受到读书的快乐，哪怕还不识字时，也要让他认识到这个世界上还有书，让书成为家庭生活的必需品。"

也许有人会说："我读过很多书，但读完后，大部分都忘了，阅读的意义是什么？"试问，当你还是个孩子时，吃了很多食物，食物又可曾被你记得？但它们都已经长成了你的筋骨和血肉。读书的意义，不在于我们读了什么内容，而在于这些内容使我们变得更好，正如我们吃下的食物让我们变得更强壮一样，我们读过的书给予我们营养，融化在我们的血液里。书读多了，一个人的格局就会变得更大，对世界、对人生的看法就会不一样，这种价值观会在潜移默化中影响一生。

我国著名文学家杨绛先生曾说："读书不是为了拿文凭或者发财，而是成为一个有温度、懂情趣、会思考的人。"著名作家周国平也说过："真正的阅读必须有灵魂的参与，它是一个人的灵魂在一个借文字符号构筑的精神世界里漫游，是在这漫游途中的自我发现和自我成长。当你的灵魂被唤醒时，你的阅读才真正开始。"

清代诗人萧抡谓的千古绝句《读书有所见作》写道："人心如良苗，得养乃滋长。苗以泉水灌，心以理义养。一日不读书，胸臆无佳想。一月不读书，耳目失精爽。"朱熹强调读书穷理，认为"为学之道，莫先于穷理；穷理之要，必在于读书。"他的弟子汇集他的训导，概括归纳出"朱子读书法"，即循序渐进、熟读精思、虚心涵泳、切己体察、着紧用力、居敬持志。读书是一个从容不迫、自我求取和满足的过程，好比江海浸泡，油膏滋润，经过一个缓慢的过程，心中的困难和疑惑才会冰雪消融。

谢云在《阅读照亮教育》中写道："所有阅读，都是借他人的酒杯，浇灌自己心中的块垒。"在一次次阅读中，我们能更清楚地看见一个又一个"自己"。在阅读中，我们的生命也得到一次又一次洗礼。

阅读，让生命朝向的意义变得愈加清晰。我始终深信，生命里没有一本书会白读，现在所做的一切都在改变着生命的朝向。而每一本书都在为灵魂掌灯，引向明亮的那方。

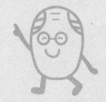

第四章

情绪管理成习惯，
乐观生活少烦恼

如果问一个家长："什么事最容易让你'发疯'？"

我猜，很多家长肯定会说："陪孩子写作业！"

甚至还有人编了个顺口溜：语、数、英、史、地、政、物、化、生，会烘焙、会手工、会电脑、懂人生，"十八般武艺"样样精通，从太阳落山啊，写到旭日东升，整个小区都能听见你的咆哮声，还得不停地劝自己，这孩子是我亲生，不能扔！这场景真如网友感慨——不提作业，母慈子孝，写起作业，鸡飞狗跳。"爱恨情仇"就在这一瞬间啊！

2020年春天的不寻常，让我们的心情像坐过山车一样：我们被"逆风而行"的白衣天使感动落泪；为武汉的新冠肺炎疫情格外担心焦虑；为新增病例的减少而心情慢慢放松；海外疫情的爆发，又让所有人的心提到了嗓子眼儿。孩子们从寒假延长到停课不停学，几个月时间与家人全天候的相处，是对家庭教育的巨大考验。

1

我们的情绪从哪儿来

应该说经历过2020年的春天，我们更能理解什么是育儿的酸甜苦辣咸，什么叫五味杂陈。面对自己和家人复杂的情绪变化，如何面对和管理情绪成为我们人生的重要课题。

在学习如何管理情绪之前，我们先来看看情绪从哪里来。

这里要给大家科普一点脑科学知识。

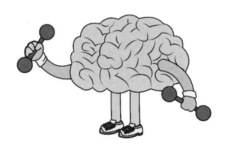

我们的大脑看起来小巧，"却是宇宙世界已知的最复杂的东西"，这是DNA的发现者美国科学家詹姆斯·沃森的一个结论。

在复杂的大脑中，有两个"领导"我们必须

认识一下："坏领导"和"好领导"。先说"坏领导"，它是苦恼、愤怒、冲动、恐惧等情绪的触发器，让我们遇事就会火冒三丈、冲动行事、不计后果。它叫作**杏仁核，是大脑探测威胁的"雷达"**。一旦这个"坏领导"发现威胁，它可以在瞬间控制并指挥大脑其他区域全部进入备战状态。

举个例子：假如你刚看好一个车位准备倒车，突然有辆车猛地窜了出来，拐进了你打算停车的车位，我猜你一定会果断地踩住刹车，估计还会被吓出一身冷汗。有些暴脾气的司机还会推开车门，冲过去理论一番。

这个过程就是杏仁核这个"坏领导"从眼睛和耳朵的单个神经元那里获得视觉或听觉信息后马上触发了HPA轴（下丘脑—垂体—肾上腺轴），让身体释放出大量应激激素。神经警报机制一旦启动，身体就会立刻做出反应：或战斗、或逃跑、或静止。

这个过程在大脑里的反应是非常迅速的，因为大脑得到粗略画面时就要立刻做出反应，以便保全我们的生命。这是人类数万年进化的结果，让我们在危险重重的丛林环境中得以生存。但是在通常的环境下，这个"坏领导"作为神经警报系统存在很大问题，因为它太容易"小题大作"，以至于经常判断错误或反应过激。

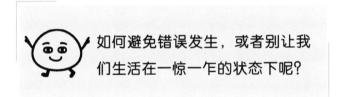

如何避免错误发生，或者别让我们生活在一惊一乍的状态下呢？

这就需要"好领导"出场，和"坏领导"相互配合，携手工作。

还是以前文中的停车事件为例：等走近时，你本想破口大骂或者挥舞拳头，这时"好领导"通过视觉或听觉的判断告诉你：车距还很大，没那么危险；或者对方车里坐着病人。接收到"好领导"发出的这些信号之后，你的怒火可能立刻就烟消云散了。

这个"好领导"就是前额皮层，是实现自我调节的主要神经区域，它负责把我们领导到最佳状态。这部分的神经区域是认知控制、注意力调节、决策判断与推理、自主行为以及灵活应变的指挥中心。它指挥我们在遇到事情的时候三思而后行，权衡轻重缓急和利弊得失。

通过以上科普知识，相信大家一定能得出结论了——情绪是大脑杏仁核结构的天然反应，但可以通过前额皮层进行调节。

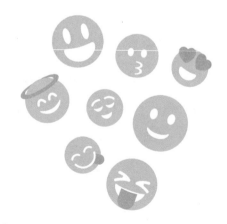

情绪有很多种，包括恐惧、仇恨、愤怒、贪婪、嫉妒、报复、希望、信心、同情、乐观、忠诚、喜悦、感激、宁静、兴趣、自豪、激励、敬畏、爱，等等。

情绪既然是大脑保全性命的对策，就无好坏之分，但情绪的强弱程度会引发不同的行为结果，这关乎我们的生活质量甚至幸福指数。情绪虽然不能被消除，但是可以调节强弱。这个调节的过程是由"好领导"——前额皮层来负责的。只要我们让两个"领导"的能量相互制衡，遇事让"好领导"成为一把手，让"坏领导"成为二把手，相信日子就平稳了。这也正是中国古语所讲的："存心养性，须要耐烦耐苦，耐惊耐怕，方得纯熟。"（明·刘直斋，出自弘一法师编订的《格言别录》）

2

调节情绪,
自觉自省要先行

对于调节情绪，我们有行之有效的管理办法。

● 第一步是情绪自觉

当你的语调升高、语速加快时，就要觉察自己有着急、烦躁等情绪了。你就像自己的一面镜子，可以从远处照到此刻的你正被情绪这团烟雾笼罩着。有了自我觉察，才能采取措施，所以说"不怕念起，唯恐觉迟"。

● 第二步是认知干预

还是以前文中的停车事件为例，我们再来剖析一下你内心可能的活动过程。

当你怒气冲冲地向抢了你车位的人走过去时，突然看见车里有一位挺着大肚子的孕妇被丈夫搀扶出来，你会做何反应呢？还会怒气冲天吗？我猜你不仅不会动手打架，甚至还有可能想帮助这对夫妇。

因为你的内心独白发生了变化："哦，原来

是因为有孕妇，估计是要生产了，难怪司机这么着急。人命关天的事儿，理解理解！"这个转变就来自于"好领导"进一步的分析和判断。基于此，你的情绪和行为也发生了180度大转弯。

由此可见，在一件事情发生后，是你的认知判断引发了后面的行为和情绪。这就是著名的心理学理论——ABC法则（见图4-1）。

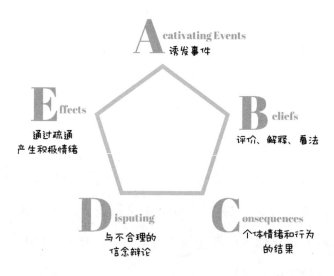

图 4-1　ABCDE 模型

A是发生的事情；B是发生事件后你的想法、认知和判断；C是事情的结果；D是两次想法的辩论；E是辩论后产生的影响。管理情绪最重要的是哪个环节呢？是D！

这需要你能在"坏领导"触发的情绪暂停后，马上让"好领导"出来帮你分析是不是环境因素造成的，能否站在对方角度考虑，或者是否符合你做人的原则，从长远角度去分析利弊。经过这样一场辩论后，你就不会被情绪包裹和驱使着去执行冲动的本能反应了，这也正如中国古语所说"三思而后行"。

这个模型详细分解了如何三思以及三思时大脑内部热火朝天的工作状态。著名心理学家维克多·弗兰克尔说过："你无法控制生命中会发生什么，但你可以控制面对这些事情时自己的情绪和行为。"ABC法则的创始人、著名的心理学家阿尔伯特·艾利斯也说过："人可以借助逻辑、推理等方式改变自己的想法、感情和行为。"

　　如果你总是情绪激烈，容易被激惹，建议你每天或定期冥想、跑步，这些活动可以使人情绪平和，恢复平静。当然重在坚持！和亲人朋友诉说、写日记、绘画、听音乐也是情绪调节的好方法。如果长期处于不开心或者遇事就冲动的状态，应及时就医，在医生的指导下选择药物治疗。

3

放任负面情绪，
伤心又伤身

为什么我们要管理自己的情绪，尤其是负面情绪呢？

来看一只小猴子的故事。心理学家把一只小猴子的双脚绑在铜条上，然后给铜条通电。小猴子因为电击疼痛就会挣扎乱抓，旁边有一个弹簧拉手，是电源开关，一拉就断电，小猴子自然就不痛苦了。反复试验了几次，聪明的小猴子很快就发现了其中的奥秘——只要研究员一通电，小猴子就去拉开关。

后来，实验升级了，研究员在小猴子面前放了一个灯，红灯亮起来，5秒钟以后小猴子就会被电击。多次以后，聪明的小猴子又学会了：红灯一亮，它就要受苦了，所以每次不等来电，只要红灯一亮，它就先拉开关。

尽管聪明的小猴子破解了机关，免受电击之苦，但是在实验持续了20多天后，小猴子还是痛苦地死掉了。解剖后，研究员找到了死亡原因——严重的消化道溃疡，而且小猴子的胃部全部溃烂了。

想要搞清楚小猴子为什么死于消化系统疾病，我们需要先了解情绪如何影响我们的生理机能。

前面说过，一旦"坏领导"发现威胁，它可以在瞬间控制并指挥大脑其他区域全部进入备战状态。具体过程就是"坏领导"发出的警报触发了HPA轴（下丘脑—垂体—肾上腺轴）。当潜在危险出现时，人的第一道防线就是下丘脑，这个部位控制着人的非意识生理特性，譬如体温、饥饿和口渴。下丘脑会释放出一种化学物质，触发脑垂体中的受体；随后脑垂体释放代表信号的激素，刺激肾上腺；继而，肾上腺又发出反映外界压力的糖皮质激素，引导身体做出一系列特定的防御性反应。

如果恐惧和焦虑之类的情绪出现时，身体会出现心跳加速、浑身打战、口干舌燥、双拳紧握甚至瞳孔放大等症状。这些应激反应都是为了下一步的"战斗"或"逃跑"做准备的，自然整个身体都会配合这个"坏领导"的统一指令。为了让有限的养料和氧气供应到手、眼、腿、心脏等部位，此刻消化系统的肠胃、免疫系统的淋巴等就会暂时关闭以减少能量消耗。可见焦虑、恐惧的情绪会让人感受到精神紧张、担惊受怕，同时胃肠、淋巴等器官也在遭受折磨，胃痛、胃酸、感冒、起痘痘等症状也自然找来了。这也就是小猴子死于消化系统疾病的原因所在。

积极的情绪同样对人的身体健康有重要影响。俗话说："笑一笑，十年少。"，猜猜爱哭的人和爱笑的人，哪一种人更容易感染流感呢？早在2006年美国卡耐基梅隆大学的心理学家谢尔顿·科恩（Sheldon Cohen）就做过实验，他招募了334名身体健康的志愿者，并评估他们一段时间以来的情绪状况，然后把感冒病毒滴在他们的鼻子里。结果显示，常常拥有积极情绪的人患病率是15.5%，常常拥有悲观情绪的人患病率是26.1%（见图4-2）。

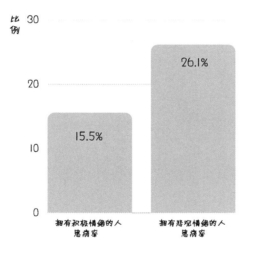

图 4-2　拥有积极情绪和悲观情绪的人患病率比较

所以说管理自己的情绪，最重要的是为自己的身体健康负责任。身体是革命的本钱，任何负面情绪的过多累积都会在生理上表现出来。

4

父母情绪平和是送给孩子最好的礼物

在家庭中，父母情绪平和是送给孩子最好的礼物，因为父母是孩子最重要的成长环境。美国关于儿童不良经历（ACE）的研究发现，在我们的大脑中，受人生早期逆境影响最大的部位是前额皮层，也就是前文中说到的"好领导"。在焦躁、烦恼、抑郁等压力环境中长大的孩子往往不容易集中精力，他们无法安静，不能摆脱失望情绪的阴影，难以接受他人的意见。无论你是否觉察，这些影响都会"写"在孩子的身体里，深深地隐藏于他的皮肤之下。这就是所谓的"不幸的童年要用一生来治愈"。

养成若干种好习惯很重要，但是成为什么样的人更重要。我们的目标是让孩子成为身心健康、能够自我管理的人。

在这个目标达成的过程中，难免会发生多种多样的亲子冲突。每当冲突发生时，都请大家想想下面这则小故事的寓意。

有一个老和尚，养了一盆特别漂亮的兰花，出落得异常清秀，老和尚非常喜欢。有一天他有事要外出，便将兰花交于小和尚，并嘱咐他要细心照料。一天，小和尚将兰花浇完水放在阳台上，便出门办事了。不料天降暴雨，小和尚急忙跑回来，看到的已经是一地的残枝败叶。老和尚回来后，小和尚做好了受罚的准备，但意外的是，老和尚只是笑了笑，什么话也没说。小和尚心里忐忑不安，便问道："我没有将您的兰花照顾好，您为什么不骂我呢？"老和尚面带微笑地说道："我可不是为了生气才养花的。"

为人父母者应牢记：人生就是一场修行，我们也不是为了生气才养孩子的。孩子是上天派来"修炼"我们的，时刻保持情绪平和是父母修身的必备功课。

最后以《大学》中的一段论述共勉："所谓修身在正其心者，身有所忿懥，则不得其正；有所恐惧，则不得其正；有所好乐，则不得其正；有所忧患，则不得其正。心不在焉，视而不见，听而不闻，食而不知其味。此谓修身，在正其心。"

畅销全球的《好工作》一书的作者霍华德·加德纳曾指出，一份好工作有三个要素：1．卓越性，即从事的工作能够发挥自己最出色的才能；2．参与度，即能让人热爱工作，对工作充满热情和活力；3．道德感，即工作与你的目标、价值观和生活的追求相一致。

父母这个职业就具备以上三点。每一个父母都要拿出钻研工作的精神来对待这份你选择的永远不能辞职的工作。而且你后半生的幸福指数很大程度上会受孩子的影响！

5

孩子情绪管理重在引导

如果说父母情绪管理讲的是大人要"发疯"的治疗办法，下面就来解决孩子"发疯"时，大人怎么办的问题。

举个例子：孩子养的小金鱼突然死了，他一时接受不了，哭得撕心裂肺。作为家长的你会怎么做呢？

第一种方式：用"狮吼功"去叫停，孩子立马消停了。

第二种方式：无可奈何，随他去，管他怎么"发疯"，我可没有办法。

第三种方式：不在意，"不就是一条鱼死了嘛，你自己玩儿去吧。"

在近代的家庭教养理论中，影响最大的要数鲍姆林德的父母教养方式理论。鲍姆林德是美国加利福尼亚大学伯克利分校的发展心理学教授，她在20世纪60年代研究了一百多个家庭，发现不同父母教养方式的主要差别就表现在爱和规矩这两个维度上。她用了两个比较专业的词汇来衡量：温情程度（Responsiveness）和支配程度（Demandingness）。

通俗上来讲，我们可以把父母的情绪教养类型分为四种。

第一种，忽视型。指的是对孩子的情绪不够重视，认为无足轻重。几种表现如下：（1）希望孩子的消极情绪快速消失；（2）转移孩子的注意力，关闭情绪通道；（3）取笑、否定或忽视孩子的情绪。这会让孩子感觉自己是不被重视的。

在忽视型教养方式下成长的孩子，长大后可能变得懦弱和退缩。他们谨小慎微地压抑或隐藏自己内心的真实感受，不敢去尝试或冒险，因为他们害怕自己出现负面情绪。他们没有能力承担负面情绪所带来的后果，他们担心自己的表现会遭到否定或嘲笑。而长期压抑情绪和感受不仅会导致身体上的疾病，也会产生孤独感，诱发心理上的疾病。

第二种，压抑型。父母在忽视的基础上，还会因为孩子表达情绪而评判、指责孩子。这会增强孩子对自我的否定，导致过低的自我评价。

由于表达内心感受而受到训斥、隔离和体罚的孩子，会把情绪共享当成一项高风险的任务，因为它可能带来羞辱、抛弃、痛苦和虐待。他们在学校或外面发生任何导致让自己受到伤害的事情都不敢和父母说，反而会认为这一切都是自己的错（习得性无助），说出来自己还会被父母训斥、惩罚，会遭受更多的痛苦。这些孩子往往容易成为校园霸凌事件的受害者！

小时候是迫于父母的强势，但这些孩子内心的不满和逆反心理会随着年龄的增长而增强，长大后他们会表现出更多的情绪化反应，因为他们不知道该如何处理自己的情绪。继续压抑情绪会让自己受伤，对自己感到厌恶和愤恨；让情绪爆发又会伤害身边人，让他人感觉捉摸不定、难以亲近。

他们自尊感很低，在人际关系中也容易产生冲突，会表现出更多的不恰当行为，比如明知不可为而为之，比如听不得别人的意见，一意孤行。他们的不恰当行为一方面是为了证明自己，另一方面是为了和否定自己的人对抗，把内心中对父母的不满投射到现在否定自己的人身上。他们一意孤行的行为看上去是听不得别人的意见，潜意识中是他们对父母的抗争和报复。他们自己活得不快乐，也让身边的人感觉很累。

第三种，放任型。这样的父母对孩子的任何情绪都给予无条件的认同，他们对孩子充满同理心，希望孩子明白无论他们经历了什么、有什么情绪感受，父母都可以理解。

表面上看这种父母特别好，但是他们通常缺

乏指导孩子应对消极情绪的技巧，只是表达了理解和认同，**却没有帮助孩子学会如何解决问题、如何给自己的行为设立边界**。一味地接纳会导致孩子不恰当地甚至肆意妄为地去表达自己的情绪。被这样教养的孩子很容易用语言和行为伤害到其他人。他们有的在家里是"小霸王"，做事无法无天，谁都管不了，在外面却可能唯唯诺诺，总是躲在父母身后，自己没有主见；有的无论在家里还是在外面都肆无忌惮、任意妄为。他们只注重自身的利益和需求的满足，对他人毫无同情心，也不会觉察他人的情绪反应，很少有朋友。而越是如此，他们就越会在同伴中用不良行为来吸引他人的注意，导致更多破坏性行为的发生，从而更难融入团体，成为容易被孤立的人。

第四种，管理型。父母在教养孩子情绪时严爱有度，善于用平和的情绪对孩子进行指导和陪伴。他们擅长把孩子发生消极情绪的时刻当作增进亲密感的机会；当孩子伤心、生气或害怕时，愿意花时间和他在一起。同时，他们懂得利用孩子情绪化的瞬间去做如下事情。

倾听孩子

他们认为，生活中所有的情绪，包括那些悲伤、愤怒、恐惧等消极情绪，都有其存在的意义。当孩子出现情绪表现时，他们愿意去帮助孩子理解情绪背后的意义，鼓励孩子说出情绪产生的原因。

与孩子共情

他们会站在孩子的角度用温和的表情和安慰性的话语表达自己理解并接受孩子的情绪。

帮助孩子为他正在感受的情绪贴上标签

这有助于帮助孩子理解发生了什么，孩子自己的情绪是什么，以及情绪是因何产生的。例如，父母会说："孩子，妈妈看到你皱着眉头、嘬着嘴，你一定很生气吧？"这样做会引导孩子对自己的情绪变化更加敏感，并让孩子理解这些情绪的产生都是正常的，并且告知孩子他们能包容孩子所有的情绪，即使不理解他的想法。

划定行为界限：什么情绪都可以接受，行为却要有底线

"保护自己，不伤害他人"，这是底线。当孩子知道纪律，并且理解打破这些纪律会有什么样的后果时，他们就会克制自己不好的行为。

教会孩子正确表达情绪——这也是最重要的一点

我们从两个方面来讲。**首先要知道为什么要把情绪表达出来**。相信大家还记得小猴子的实验，实验表明，恐惧、焦虑、抑郁、嫉妒、敌意、冲动等负面的情绪是一种破坏性的情感，长期被这些心理问题困扰会导致身心疾病的发生。

为了孩子的身心健康、生活幸福，就要让孩子把情绪表达出来，这样一是让他的情绪合理释放，二是让他表达想法、观点和思想。

另外，言行一致的情绪表达也会让家人之间的沟通更顺畅。孩子学会了这个方法，日后和同学、老师的相处都会更融洽，也会更容易获得自己的小成功。

其次要知道什么是正确的情绪表达。我喜欢心理学家——《情商优势》的作者斯坦博士的定义：将情绪用语言或非语言的方式表达出来。包括将自己的情绪显性地表达出来，用让对方易于理解和接受的方式表达出来。

在这里再给大家介绍一个"55387定律"你在与他人沟通的过程中，对方接收到的信息55%来源于你的肢体动作、38%来源于你的语气语调，只有7%来源于你使用的语言表达（见图4-3）。

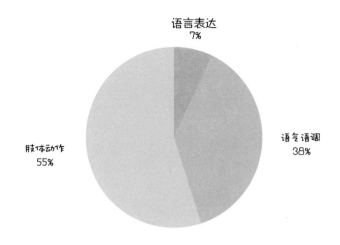

图 4-3　信息接收的"55387 定律"

　　我们先说说占比最小的7%——语言表达。请大家联想曾经的生活经历说出以下两句话："我生气了。"和"你真让我生气。"体会一下，这两句话背后传递出来的情绪有差异吗？当然有，第二句会更生气，而第一句相对平静许多。这两个句子的差异在于开头的主语不同。

　　诸多实验表明，用"我"字作为主语进行表达时需要更多的时间思考并组织语言，这样"坏领导"触发的愤怒就传到"好领导"那里去了，

"好领导"组织协调后才会发出指令，这样就可以顺利延缓4~6秒的情绪爆发。

由此，心理学家发明了"我"式表达法，还给这种表达方法制定了一个公式：我+情绪/感受+对方的具体行为+对我的影响/我的决定。举个例子："我感到生气，因为你答应给我送钥匙，结果不回来，这让我很生气，我再也不相信你啦！"几个要点如下：（1）一定要以"我"字开头；（2）直接给情绪命名；（3）然后说出情绪产生的原因和日后的影响，或者说出你的决定。

遇事时不要告诉对方你不是谁，或者你反对什么，只要告诉对方你是谁，你的立场是什么——这就是正面表达。幸运的是，这种表达方法孩子们天生就会，父母可以留心观察一下，记录孩子的语言。

剩下的93%都是非语言表达，包括肢体动作和语气语调。下面给大家介绍一个心理学实验。随机选择四个人，让他们选择任意一个动作后保持2分钟不动。

这四个人或坐或站地保持两分钟后，心理学家马上采集了他们的唾液，然后把他们送到了一家赌场。猜一猜谁会赢钱，谁会输钱？结果是：霸道强势、目中无人地站着的两个人钱包鼓鼓、昂首挺胸地走出了赌场，那两个含蓄内敛的"受气包"则口袋空空、垂头丧气地离开。

为什么会这样呢？四个人唾液检测后的结果显示，保持站立姿势的一组实验者体内支配荷尔蒙为正值，而另一组坐姿实验者体内的压力荷尔蒙分泌明显升高。这就是哈佛大学著名的行为心理学家埃米的能量姿势实验。实验结果给我们的启示是：**人的身体姿势会改变心理状态，心理变化会影响行为决策，最终结果就会不同。**埃米在TED论坛做过这一理论分析的演讲"肢体语言决定你是谁"，感兴趣的家长们可以在网上搜索学习。

不论是猩猩还是人类，在取得胜利、充满力量的时候，都会不约而同地采取能量姿势——身体舒展，手臂张开；在不自信、胆怯、怀疑自我的时候，都会不自觉地收缩身体，封闭自我。听上去不可思议，但能量姿势确实能让我们改变自己的潜意识，让自己更加充满能量，帮助自己获得更大的成功。埃米在演讲最后分享了她自己的故事——假装自己有能力，直到自己真的有能力。越积极，越阳光；越阳光，你最终就会变成一道光。

中国蒙学经典《弟子规》中关于非语言表达有明确的要求，平时和父母讲话的脸色、声调要"亲有过，谏使更，怡吾色，柔吾声"；平时站立坐行要"步从容，立端正。……勿践阈，勿跛倚，勿箕踞，勿摇髀。"

在孩子有强烈负面情绪的时候，父母应引导孩子，最终让孩子能够管理自己的情绪。好孩子不是在哪一时、哪一刻被教育出来的。除了这些处理情绪爆发的方法，真正的教育是在平日润物细无声的身教言传中。父母是孩子的镜子，也是孩子的环境。

正如七田真博士在《爱与规则》一书中总结的：

在溺爱中长大的孩子，学会了狂妄和脆弱。

在粗暴中长大的孩子，学会了愤怒和自卑。

在忽略中长大的孩子，学会了残忍和冷漠。

在规矩和爱中长大的孩子，学会了谦卑和自信。

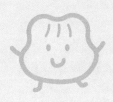

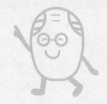

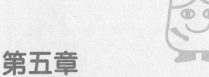

第五章

养成良好的睡眠习惯——让身体能量恢复和再生的最佳方式

1

睡眠是健康的头等大事

"科学家们已经发现了一个可以让你延年益寿的新秘方。它能提高你的记忆力，增加你的魅力；让你保持苗条，降低食欲；保护你不得癌症和阿尔兹海默病；不让你感冒和伤风；降低心脏病、急性心肌梗死和糖尿病的发病风险。你会感觉更快乐、不抑郁、不紧张。"你对这个秘方有兴趣吗？

《我们为什么睡觉》（*Why We Sleep*）的作者沃克尔教授告诉我们，这个可以"包治百病"的良方不是人参、燕窝，而是良好的睡眠。

战国时期，名医文挚曾对齐威王说养生之道是把睡眠放在头等位置。人和动物只有睡眠才能生长，睡眠帮助脾胃消化食物，所以睡眠是养生的第一大补。

对于普通人来说，正常的睡眠时间是每天7~8小时，"晚上睡不好"带来的问题绝对不仅是"白天很疲倦"，而是非常可怕的各种智力降低、生理疾病、心理障碍、性格缺陷，甚至有生命危险。

我们来看两个真实的案例。

美国一个17岁的高中生连续264小时（约11天）不睡觉，其间研究人员记录了他的身体变化。12小时过后，即第2天，他的眼睛就无法聚焦，看什么东西都是模糊的。第3天，他变得喜怒无常，肢体动作也无法协调。到第11天，他根本没有办法保持专注，同时产生了幻觉。

宾夕法尼亚大学的大卫·丁格斯做了另一项实验：让参加实验的志愿者连续7天每晚只睡5小时，结果这些志愿者们身体内几乎所有的正常功能都受到了影响，包括注意力、记忆力、计算能力和情绪等。

人体需要睡眠才能生存，这是人类进化的结果。**睡眠是让我们的身体能量恢复和再生的最佳方式。**

2017年诺贝尔生理学或医学奖颁发给了三位科学家，表彰他们关于"生物节律的分子机制"的研究成果。通俗来讲，我们可以将其简单理解为生命体内的生物钟现象。我们都知道，地球自转一周约24小时，随着自转，地球接受的光照也呈规律性变化。地球上的所有生命体，包括所有植物、动物，为了适应昼夜更替的规律，都形成了一套用于调节自身生理和行为的活动模式，例如向日葵随着光照转动"脑袋"，人类同许多动物一样天黑以后需要睡眠等。

人体的生物钟以非同寻常的精密程度调节着至关重要的功能，例如行为、激素水平、睡眠、体温和新陈代谢，使我们的生理机制适应每天的各个时段。人从出生到死亡，不同年龄阶段的昼夜节律时间长短也进化出了相应的标准数值。图5-1仅列举人从出生到成年这一阶段的标准睡眠时间。

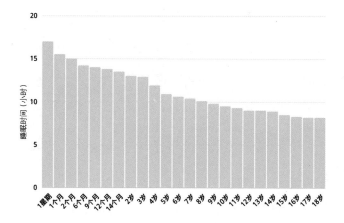

图 5-1　人在不同年龄阶段的睡眠时间

2

孩子睡足觉，
成绩会更好

请问各位家长，孩子在家几点睡觉，几点起床，平均每天睡多少小时？

小学一年级学生正常的睡眠时间应为10.5小时。按照早上8点整上学的时间计算，除去晨起洗漱和早餐时间，如果要保障充足的睡眠，那么孩子晚上8:30就应进入睡眠状态。然而，事实上现在大多数家庭的生活节奏和作息时间无法保障孩子有10.5小时的睡眠。更有甚者，有的父母非常信奉"赢在起跑线上"，为了日后的择校先机乃至清北目标，让孩子从幼儿园阶段开始就进入各种补习班。在他们的心目中，完成作业、取得好成绩才是为日后的成功做准备，即使天天熬夜也值得。

其实，为了短暂阶段的学习成绩让孩子牺牲睡眠时间的做法无异于杀鸡取卵、自毁长城！熬夜太多会让孩子变傻！

不信吗？让我们来看一项脑科学研究的结论——当我们睡着的时候，大脑正在被清洗！

波士顿大学的科学家们史无前例地拍下了清洗过程。在睡眠中，血液会周期性地大量流出大脑，脑脊液就趁机发动一波"攻击"，占据留出的空间（见图5-2）。脑脊液进入后会清除"毒素"，例如导致阿尔茨海默病的β淀粉样蛋白。而这样的清洗，只有在人睡着后才能进行；没睡着的时候，脑脊液并没有充分的机会"趁虚而入"。只有经过清洗的过程，我们一觉醒来才能拥有一个清爽的大脑。

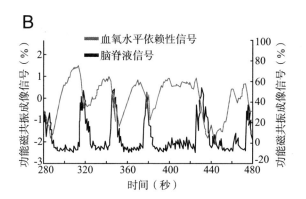

图 5-2 睡眠中的功能磁共振成像时间序列案例

这一发现非常重要！它告诉我们，睡眠不仅

是一种生存状态，更有一项非常特殊的功能——修复大脑。在我们清醒的时候，全身的细胞因为各种工作消耗着能量，同时也会分解成各种副产品，例如腺苷。当腺苷积累起来的时候，人体就会产生困倦感，即睡眠压力。其他代谢物也会积聚在大脑中，如果不清理出去，就会导致大脑超负荷运转，进而思维迟钝。如何把大脑里的"垃圾"清理出去呢？科学家们发现了一种脑部淋巴系统，当我们睡觉时，它们会更加活跃，利用脑脊液来清除细胞间的有毒物质，并为免疫细胞进入脑血管提供畅通的渠道。

有调查研究显示，长时间睡眠不足的孩子会表现出智力低下、记忆力差（睡眠不足会使记忆力降低 40%）、情绪不稳定，容易产生"多动症"等类似症状。长期缺乏睡眠的孩子不但考试成绩差，而且以短时记忆居多，一出考场就会把知识忘光光！

3

成人睡足觉，
健康活到老

孩子的睡眠时间得不到充分的保障，很大程度上是父母的观念有问题——认为"只要身体素质好，熬夜算多大点儿事？""只要熬夜之后多休息，再补回来就行了！"

如果你也这样想，就太天真了！因为一旦人体的昼夜节律被打乱，我们的正常代谢就会出现问题，继而引发疾病。

由于缺少睡眠，大脑神经突触部分会被星形胶质细胞大量吞噬，导致大脑神经传导变慢、反射时间变长。慢性睡眠限制（连续五天保持熬夜）将导致小胶质细胞激活的迹象增加，而小胶质细胞的低水平持续激活可导致严重的脑部疾病，如阿尔茨海默病。还有研究显示，平均睡眠时间每减少1小时，身体就会增加约0.7千克脂肪。

睡眠对于人体机能的重要性，远比饮食和运动更甚！长期睡眠不足或睡眠缺乏规律，对身体机能的破坏力令人震惊！研究发现，长期睡眠不规律，会引发糖尿病、高血压、高血脂等代谢疾病，肿瘤的发生、发展都与睡眠问题有关联。

睡眠不足会加速癌细胞的增长。研究发现，同样患有肿瘤的小鼠，相对睡眠充足的，睡眠不足的小鼠肿瘤增长速度快很多倍。世界卫生组织已经将睡眠不足列为致癌因素之一。只要一个晚上睡眠时间低于 5 小时，体内专门对付癌细胞的自然杀伤细胞（Natural killer cells）就会减少70%！

除此之外，我们还观察了解到，经常倒夜班的护士群体罹患乳腺癌的比例比其他群体更高。每晚睡眠少于 6 小时的 45 岁以上人群，比睡 7~8 小时的人得急性心肌梗死和脑梗死的概率高 200%！

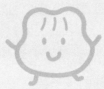

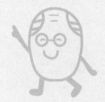

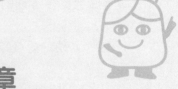

第六章

运动习惯早养成，
人生收益大不同

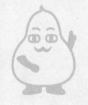

一说到"运动"，绝大多数家长只能想到"强身健体"，至于运动与大脑发育或者学习成绩的关系，很多家长可能从来没有意识到。

请你凭直觉回答以下几个问题：

1. 全天候专心学习、不参加运动的孩子，成绩是否会比多运动的孩子要好？

2. 运动的好处除了强身健体，你还能说出几条？

3. 如果一个人养成终身运动的好习惯，除了保持身材，他的人生还会有怎样的不同？

1

要想孩子成绩好，
运动提神又醒脑

运动有益于学习成绩的提高，这个发现真实地来自美国的一所学校。

在芝加哥内帕维尔高中，每天7:00—7:40，学生到校后的第一件事是选择自己喜欢的体育运动——跑步、跳绳、打篮球、踢足球都可以。除此之外，学校还要求学生在运动时统一佩戴可以监测心跳和最大摄氧量的随身设备，只有达到一定的心跳数值或最大摄氧量的70%，学生的运动任务才算完成，他们才会被允许走进教室上课。

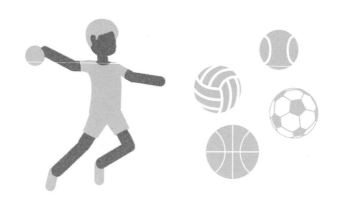

这项计划刚开始时，几乎遭到所有家长的反对：在清晨宝贵的时间不让孩子读书、背诵，反而先去"玩儿"？孩子本来就不愿意早起，迷迷糊糊地爬起来，又这么"疯玩儿"40分钟，岂不一进教室就会打瞌睡？

校方请家长们少安毋躁。在运动计划实施一个月后，家长们的态度发生了180度大转弯——相比之前一进学校就开始学习时的状态，现在学生们上课的状态反而更好了。孩子们表示自己上课时头脑更清醒了，注意力、记忆力都提高了。不仅如此，老师们也反映课堂氛围比以前更轻松、更有活力了。

接着，内帕维尔203学区普及推广了"零点体育课"计划（因为体育活动被安排在第一节课之前，故而被编号为"零"）。研究人员通过一段时间的实验对比发现，参加"零点体育课"的学生阅读理解能力提高了17%，而只参加普通体育课的学生阅读理解能力的提高只有10.7％，二者相差6.3％。

1999年，38个国家的23万名学生参加了TIMSS考试（TIMSS项目是为了比较世界各国学生的知识水平而设计的一种测试），其中美国学生有5.9万人参加。内帕维尔203学区也独立注册了TIMSS考试。结果，在TIMSS的科学测试部分，内帕维尔203学区获得了世界第一，学生的学习能力得到了全球的肯定。

在美国加利福尼亚州也有类似研究证明了运动和学习成绩之间的正相关关系。研究人员要求学生来回跑步，并测量他们身体的摄氧量。研究假设摄氧量高的学生是倾向于多做运动的。实验要验证的是究竟摄氧量高的学生学习成绩更好，还是摄氧量低的学生学习成绩更优异。结果发现，身体摄氧量越高的学生，阅读能力、数学能力越强，整体学习成绩也越好！由此可见，多做有氧运动并不妨碍学习，反而有助于提升学习表现！在斯坦福成就测验中，研究者也发现那些体能好的学生的数学成绩高出全体学生平均水平67%，英文成绩也高出45%。综合多项研究结果显示，在4~18岁的人群中，运动量越大，各种认知功能，包括在感知、智商、语言和数学等范畴的表现越好。

2

四肢多锻炼，
脑才不简单

运动和认知能力看似是风马牛不相及的，但为什么多做运动有助于提高成绩呢？这都是源于大脑中有这样一个神奇的指挥中心——运动皮层。

脑部运动皮层在顶叶和额叶之间，就像一条"带子"横跨在头顶，两头连接双耳，这条带子靠近前额的部分就是运动皮层（见图6-1）。摄氧量较高的人，通常脑部运动皮层也较为活跃。

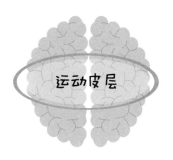

图 6-1　脑部运动皮层示意图

我们在进行有氧运动时，负责计划和协调的部位（分别为前额和小脑）活跃度较高，负责监察和侦测错误的大脑功能区也兴奋起来。同时，负责记忆的海马回区域的脑细胞数量会随着运动量增加而增多。不仅如此，研究人员还发现，有氧运动也会刺激脑部血管生长，提升大脑输送氧气和养料的效率，增加有助于形成长时记忆的化学物质，帮助我们把学习的内容巩固并储存起来。

让学习成绩显著提高的还有人体分泌的三种神经传导物质：多巴胺、血清素和去甲肾上腺素。

多巴胺是一种正向的情绪物质。我们经常会看到操场上打完球的孩子个个精神亢奋、满面笑容，跳着唱着在一起打闹，充满无限的生机和活力。他们碰到难题时容易保持更大的耐心去接受挑战、攻克难关，原因就在于他们体内因运动分泌了大量多巴胺，让他们的情绪保持在兴奋状态。

血清素与情绪和记忆力的关系更直接。血清素增加会使记忆力提升，储存知识的效率随之提高。

去甲肾上腺素和注意力的关系最为密切，这和人类长久的生存进化过程有关。远古时期生存环境恶劣，危险随时发生，恐惧常伴左右，人类要想生存就必须眼观六路、耳听八方，一旦碰到老虎、狮子等猛兽就要快速做出决策——是逃跑，还是战斗，这就需要神经系统保持高度的注意力。去甲肾上腺激素分泌越多，注意力才会越强。以打网球为例，这项运动需要眼、手、脚协调配合，还要时刻有超快速的决策能力。普通发球的一般时速为120千米，对方球员大约只有千分之几秒的时间预判落球点和旋转角度，同时还要决定正手还是反手出击更有利。在这期间，大脑处于疯狂运转状态，不但要预判对方半场哪里是空位，还要计算击球命中对方空位的概率以及出界的后果。此时就要求去甲肾上腺素必须旺盛分泌，才能让球员的专注力保持高度集中。

神经生理学家查尔斯·希尔曼曾说过："**更强的体能等于更好的注意力。**"体能强的学生大脑更活跃，注意力也大大优于体能弱的学生。

3

运动让我们的大脑更加
年轻有活力

不仅是与学习成绩相关的注意力和记忆力，运动对大脑的影响还体现在对神经网络的塑造上。

大脑聪明与否，关键在于神经网络。大脑中的神经网络就像四通八达的道路交通网。公路越宽，能同时并行的车辆越多，车速也越快；同样，神经网络越粗壮，信息的容量就越大，传递速度就越快。

科学家在小白鼠身上的实验证明了以上观点——进行运动的小白鼠的大脑皮层在厚度、蛋白质含量、细胞大小等方面都比无运动的小白鼠有优势；其负责记忆的海马回比无运动的小白鼠大15%、重9%，神经细胞的树突和突触增加了25%；进行运动的小白鼠大脑遭活性氧氧化分解的脂肪与DNA比较少；进行运动的两岁小白鼠的大脑与六个月大的小白鼠一样年轻！

4

运动走进生活，
益处超乎想象

运动让你有更多的玩伴。中国台湾地区"中央大学"的洪兰教授曾亲身参与了一个实验：把1只小白鼠、2只小白鼠、10只小白鼠分别关在3个笼子里，实验结果显示，2只关在一起的小白鼠脑部神经和10只关在一起的小白鼠并没有任何区别。而独自生活的1只小白鼠脑部神经连接明显减少。因此，洪兰教授说："只要是在正常环境中成长的孩子，有玩伴比什么都好。如果家长能做孩子的玩伴，胜过给孩子买数不清的高级玩具。"

运动是坏情绪的宣泄渠道。科学家很早就证明运动跟情绪有关。运动可以抑制大脑中杏仁核的活化，阻止负面情绪的出现，同时能让大脑分泌多巴胺，让人拥有正向的情绪。人在进化过程中为了保障种族生存，恐惧和担忧情绪带来的暴力性和攻击性是保障生存的本能。随着生活条件的改善和社会的和谐，如何让残留在人体内的暴力性和攻击性从适当的渠道发泄出来呢？推行体育运动是最好的手段。运动场上的攻击、碰撞、大喊大叫，都会让人的负面情绪在特定场所不伤己、不害人地合理宣泄。

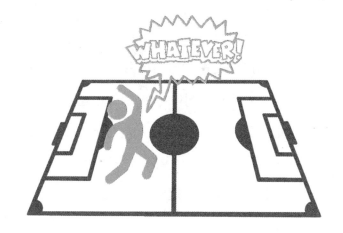

运动能治疗多动症和抑郁症。对注意力缺失和多动症来说，运动也是自我控制的"良药"。目前医生给多动症患者开的药，主要是为了大脑中多巴胺的增加。如果能够通过运动让身体分泌多巴胺，就能避免因使用药物带来的副作用。许多一线的治疗师发现，武术、体操等需要大量注意力的运动对患有多动症的孩子非常有帮助。

5

养成终身运动好习惯，
人生从此大不同

诚如上文所说，运动有这么多好处，如果一个人养成终身运动的好习惯，他的人生会有怎样的不同？

著名教育家蔡元培先生曾说过："完美人格首在体育，运动不是别的，只是灵魂的操练。"无独有偶，南开大学创办人张伯苓校长也曾说过："不懂运动的校长，办不好一所学校。"

经过运动洗礼，养成终身运动习惯的人一定具备以下几个特点。

第一，拥有勇往直前的意志力。跑步对培养和提升意志力效果异常显著，养成运动习惯的人更懂得坚持的意义。不仅如此，当善于运用意志力时，你就会产生决心、坚持不懈，更大的成功就会垂青于你。有一个实验曾追踪了17000名婴儿长达38年（1970—2008年），研究结果发现，影响快乐和使生活满意度最高的因素，不是一般人认为的智商和学习成绩，而是自制力（Self-control）、正直

（Integrity）和恒毅力（Perseverance）。

第二，具备遵守规则的意识。任何运动都有规则，即使是家庭游戏。体育比赛更是"戴着镣铐的舞蹈"，谁越能适应"镣铐"，谁就越能"舞"出精彩。白岩松说："体育教会孩子如何在规则下去赢，又如何有尊严且体面地去输。"柏拉图说："神让人进化的两种管道——教育和运动。教育，是人走出愚昧无知的管道；而运动，是人从平庸走向强大、突破自我的管道。"运动能够帮助人深入灵魂，发现自己，否则你可能永远不知道自己的潜力在哪里。《道德经》中说："胜人者有力，自胜者强"。运动就是一次次地挑战自己，即使是羽毛球、乒乓球这样二人对垒的运动，真正让你有成就感的时刻也一定是你一次次成功挑战了自己的瞬间。身体和灵魂是生命的两面，尊重自己的身体，就是尊重自己的灵魂。

6

运动习惯养成
始于足下

做哪些运动会让大脑更聪明？答案是，**不拘什么运动，只要动起来就好！**

家长们必须意识到，**如果让孩子从早到晚都乖乖地坐在书桌前学习，就等于剥夺了孩子训练大脑和提升能力的机会。**

如果非要给出一些关于运动种类的建议，我认为跑步、游泳、各种球类运动（羽毛球、乒乓球、篮球、网球、壁球、棒垒球等）都可以。这些都属于有氧运动，都有助于身体摄氧量的提高，对于促进脑部运动区域生长的效果非常明显。同时，在家里多和孩子玩一些跑跑跳跳的游戏，如"猫捉老鼠"、踩影子、二人三足、跳绳、踢毽子等，既能增进亲子关系，又完成了有氧运动，让孩子的心肺功能得到迅速提升，一举多得！

良好的运动习惯如何培养呢？有两个要点。**一是时间固定，任务明确且量化。**计划越具体，人的执行力越强。固定的时间和定量的运动有助于使四肢和内脏器官形成条件反射。比如在制订运动计划时，写下"每天6:30在小区内跑步4千米"就比写下模模糊糊的"每天早起去跑步"更容易执行，也更容易坚持。**二是运动量要科学合理**。运动前热身、运动后拉伸，每次运动最少20分钟，心跳达到每分钟120次以上。当然，运动种类的选择和运动强度要因人而异。运动是一个持续的过程，须科学合理，不宜急功冒进，要相信时间的力量！

养成任何一个好习惯，最好的时间是十年前，其次是现在！

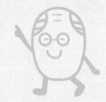
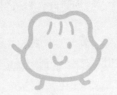
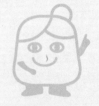

实践心得分享

我的好习惯养成记（一）

——成都市郫都区红光金雨点幼儿园教师　周永

————※我的好习惯养成四部曲※————

同步认识，统一思想

统一目标，积极参与

发现问题，解决问题

坚持的力量

一、背景介绍

我是一名幼儿园教师，也是一个四岁半女孩的母亲。2020年春节悄然而至，本应是举国同庆、阖家团圆的日子，却因新冠肺炎疫情的影响，全国人民的生活和工作节奏似乎都慢下来了。孩子原本的开学时间无限推迟。我每天与家人相伴，生活作息却逐渐混乱。起初我还很享受这种生活，到后来慢慢地开始意识到再这样下去，"废掉"的不只是自己，还有孩子。怎样让自己和孩子的居家生活和学习有规律、有意义，成了我思考得最多的问题。恰巧在这时，李浩英老师组织的28天亲子习惯养成训练营开营了。

二、我的好习惯养成行动

1. 同步认识，统一思想

在好习惯养成训练之初，我从内心意愿上还有一些不认同，不明白为什么自己每天做的事还要记录，而且对每天"打卡"觉得很麻烦。在第一周我有些马虎，抱着完成任务的心态去做。通过一周的坚持和听李老师的讲座，我慢慢明白了制定目标、制作手账、坚持完成、完整记录、有效评价和激励等一系列手段的意义。

2. 统一目标，积极参与

在第二周制定目标前，我们在家里开了一次自评和互评的会议，提出自己和他人还有待加强的地方，参加训练营的人每人选取一个近期最迫切需要达成的目标来执行。我的目标：每天跳绳300下，因为我认为有一个健康的体魄非常重要，所以把运动纳入了自己的目标。女儿的目标：吃饭不乱跑。

3. 发现问题，解决问题

在制定目标后，我们开始每天坚持执行，对于完成的目标，我用"☆"标记，女儿用"○"标记；对于没有完成的目标，我们都用"×"标记。但在过程中我发现孩子吃饭时乱跑的情况一直没能得到很好的改善，于是我和女儿沟通，最后达成共识：（1）每天的菜品由孩子来点，而且每两天不能重复，给孩子更多的自主权；（2）在做饭的过程中，让孩子参与摘菜、洗菜、端菜，让孩子有参与感；（3）家长是孩子的第一任老师，在要求孩子的同时自己要做好榜样；（4）在餐桌上摆放自己喜爱的植物或小物件；（5）选择一套自己喜欢的餐具；（6）发现孩子有进步时，第一时间给予肯定。通过一系列调整，孩子吃饭时乱跑的问题有了很大的改善。

4．坚持的力量

微不足道的沙砾要经过珍珠质的层层包裹，在蚌壳内长时间研磨，才能变成价值连城的珍珠。一件平凡的事只要坚持做，也能变得不平凡。通过每天坚持完成任务，慢慢地我发现好习惯已经成为我们生活的一部分，在这个过程中我和女儿已经变得更自律，与此同时，我们的交流也顺畅了不少。女儿还时不时会跟我说："妈妈，我们来定一个计划吧。"看来好习惯养成的意义已进入孩子的心中。相信好习惯养成计划会成为我们永远的朋友。

我的好习惯养成记（二）

——成都市郫都区红光金雨点幼儿园园长　张荣梅

—————※我的好习惯养成四部曲※—————

明确目标，精准定位

坚定信念，恒定坚持

定期复盘，适时调整

润物无声，立己达人

一、背景介绍

我是一名幼儿园园长，也是一个10岁男孩的母亲。2020年2月，原本应该沉浸在春节团圆的喜悦之中翘首以待开学的我们，却因为新冠肺炎疫情而踯躅在家。在一边忙于线上工作一边祈望早日开学的焦灼等待中，我们有幸参加了由李浩英老师指导的28天亲子习惯养成训练营。在经过"摸着石头过河"的第一个28天训练营后，我和儿子尝到了甜头：为了能够在手账上画上"√"，原本毫无计划、无滋无味的日子变得充实了，每一分钟都是有计划、有目的地度过的。为了让同在等待中的教师们也能找到前进的方向，享受养成好习惯带来的乐趣，3月份，我们面向教师发出了"养成好习惯，习得好品质"的倡议，连同行政人员在内，一共10名教师参与到好习惯养成"打卡"的队伍中来。每天，小伙伴们都会在好习惯养成小组的微信群里"晒"出自己的手账，分享自己的心得与感悟。我们在分享、碰撞中汲取经验、获取营养、相互支持。小组成员的分享陆续持续到7月21日，而我自己的好习惯坚持之旅到本文写作之时还在持续。

二、我的好习惯养成行动

1．明确目标，精准定位

有时候我在想，自己为什么能够将好习惯养成"打卡"坚持到现在呢？"有清晰的目标和精准的定位"是我的答案。因为希望自己能够通过阅读而"腹有诗书气自华"，我给自己设立了养成每天阅读30分钟的习惯的目标。

2．坚定信念，恒定坚持

吉鸿昌曾说："路是脚踏出来的，历史是人写出来的。"人的每一步行动都在书写自己的历史。当我确立了希望自己养成阅读习惯的目标后，剩下的就是行动了。不可否认，初期的坚持，有一部分客观原因是希望自己作为园长身体力行地去影响和带动教师们。在践行的过程中，我也曾有过懒惰，也曾中断"打卡"，也曾闪过放弃的念头。但是作为一个成年人，我还是希望自己不轻言放弃，努力尝试用一些方法激励自己一路向前。

我在平衡生活、工作与好习惯"打卡"中找到的一个好方法是整合内容，高效利用时间。

我们时常感叹时光易逝，殊不知，如果能够有效地整合时间，那么在相同的时间内我们便能发挥双倍的作用。例如，我常会在做艾灸的同时进行阅读"打卡"，让原本无趣的艾灸时间也变得有趣了。

好习惯"打卡"坚持到最后，看着自己读过的厚厚一摞书，以及阅读带来的知识的补给和精神的滋养，让我品尝到了坚持好习惯带来的成就感和满足感。

3. 定期复盘，适时调整

为了让自己的好习惯"打卡"更具实操性，我会定期（比如在28天的"打卡"结束之后）对"打卡"项目的设置、"打卡"完成情况等进行复盘，及时调整目标。

4. 润物无声，立己达人

能够用自己活出来的样子去影响身边的人，这样的成长超级有力量。为了引领教师团队养成爱阅读、会阅读的好习惯，我带领团队开始了尝试。

首先，我发起了"金点阅享会"教师读书分享活动。我们利用微信社群"打卡"，每天在社群里做阅读"打卡"分享。截至目前，我和园内的另外一名教师仍在坚持阅读打卡。

其次，开展好书分享活动。每周一的中午是幼儿园的工作例会时间，会议主持人由教师们轮流担任，向同伴们分享自己的读书心得，进行好书推荐。在分享的过程中，大家走进好书的世界，享受好书的滋养，润泽心灵、开阔眼界。

最后，开展幼师版"朗读者"活动。为了激励教师们在"腹有诗书气自华"的奋斗道路上从"幕后"走到"台前"，我们幼儿园开展了主题为"朗读者"的朗诵活动，教师们可以选择自己喜欢和欣赏的诗篇，与同伴们共享朗读的力量。

新冠肺炎疫情中我们的成长

——山西省爱贝儿幼儿园园长　王馨翊

2020庚子鼠年是不平凡的一年。

新冠肺炎疫情之下，大批医护人员赶赴一线，不眠不休地帮助患者与死神争分夺秒；社区工作者也坚守在岗位上，维护着每个社区的平安；媒体报道的抗疫新闻总能让我们热泪盈眶，满怀感激。此时此刻，国难当头，我们不禁问自己又能为国家做些什么？作为学前教育工作者，幼儿的健康成长就是我们共同的期盼。此时，所有孩子都无法正常上学，他们在家的学习、生活将如何安排？家是最小的国，国是千万个家。孩子健康成长，每个家庭才能安然；每个小家稳定了，国家才能没有后顾之忧，集中力量抗击疫情。因此，我们一定要尽到自己的社会责任，组织孩子在家做一些有意义的事，每天安排有意义的生活，在活动中发展和成长。幼儿园的孩子中也有参与抗击疫情的医护人员的子女，让我们来守护他们的孩子，因为他们正在守护祖国和人民！

这时，我们非常荣幸地加入了家园共育实践活动——28天亲子习惯养成训练营。

遇见好习惯 遇见彼此成长

回顾28天的训练营：五次家庭教育课程是引领，四周手帐是计划，每天的记录是执行，每晚的反馈是追踪，每周的会议是总结。就是通过这样简单、朴实的方式，我们将好的教育理念和科学的方法传递、落实到了幼儿园辐射的每个家庭中。

第一课"少成若天性，习惯如自然"让我们

了解了习惯养成的理论机制和基本方法；第二课
"阅读习惯"让我们明白了给孩子最好的学区房
就是家里的书房（印象很深的是有家长在总结中
写道："阅读就是阅世间百态，读天下文章；教
生命有爱，育善良好奇。"）；第三课"习惯创
造奇迹"让我们认识了智力的门户——专注力，
以及人生成功重要的品质——坚毅；第四课"儿
童激励与评价"帮助我们找到了激发孩子生命成
长的内在动机；第五课"情绪管理"让我们看到
每个人一生重要的命题，我们在此了解到情绪没
有好坏，而人产生情绪不单是因为触发事件，重
要的是人的认知。我们无法控制生命中会发生什
么，但可以控制在面对这些事情时自己的情绪和
行为。其实这也正有助于调节我们当下面对疫情
的心态。困难是每个人都要面对的，我们无法改
变结果，但是可以控制自己的情绪，调整心态。
我们的认知决定了我们每天的心情，以及如何应
对明天会发生的事。因此，此次训练营无疑为每

个家庭、每个参与的成年人上了重要的一课，让我们在疫情下做最好的自己。

此外，我们通过本次训练营还有一个意外收获，就是教师团队在参与过程中获得的自我提升。教师们会每天与各个家庭保持沟通，了解每个幼儿计划的执行和手账记录的完成情况，反复观看家长发来的互动视频，在细节中看见孩子的成长，及时给出针对性的评价和指导。有了教师们的关心，孩子们更增添了积极向上的动力；有了这一份责任，教师们每天也有了实际、有意义的工作内容，让自己的能力不断提升。疫情无情阻断了教师和孩子们见面，却阻挡不了教师对孩子们发自内心的关爱。通过每日与家长的交流沟通，帮助家长了解孩子的成长需求，也让教师更加了解每个家庭，同时也增进了家长对教师的信任。这一份信任，也是幼儿园最宝贵的财富。

值得一提的是，此次训练营为每一所参与的

幼儿园提供了难得的优质学习平台，让教职人员学习了专业的教研方法，例如如何通过问卷调查收集信息，以及后期如何汇总数据、制作图表，管理层也有机会在屏幕前练习总结汇报和主题演讲，这也是每个园长的必修课。

蓄势待发

此文写作时已是2020年6月，全国疫情已然稳定，各行各业陆续复工复产，幼儿园也即将开学。回想过往，此次28天亲子习惯养成训练营是我们在疫情下的一次美丽的遇见，除了让我们收获种种好习惯，更重要的是帮助我们保持了健康、平和的内心，让那些被疫情笼罩的时光不那么灰暗和无措。孩子每日规律生活，家长保持心态平和，教师不断学习进步。总结这四个月的经历，无非七个字——此时正是修炼时。让我们静心凝神，专注当下，不断积累，蓄势待发。

28天亲子习惯养成训练营参与感想

——夏安妍妈妈

很荣幸能和夏安妍小朋友一起参与到28天亲子习惯养成训练营的活动中，在老师的引导和鼓励下，看着孩子在这些日子里的转变，是我最开心的事情。

安妍小朋友有一张能说会道的小嘴，每天叽里呱啦要说好多话、关心好多事，却很少能有静下心来自己做事的时间，大多数的时候都需要爸爸妈妈陪伴在身边进行监督。而且她自己的任务意识并不强，很多时候都是我们帮她安排一些学习任务和休闲活动。可以说，她在自主学习和游戏这方面并没有做得很好。所以在得知幼儿园参加了28天亲子习惯养成训练营活动时，我毫不犹豫地就和宝贝一起报名了，想看看这样的锻炼究竟会让安妍有什么变化。

在训练营开始之初，我和安妍一起制作了成长手账，里面一条条的目标都是我和她商量之后决定的，包括数学思维训练、英语学习、弹钢琴、运动、小家务等，之后还陆续增加了亲子管理、情绪表达等任务目标。在四周的时间里，我看着她从我们催促着做某件事一步步到自己主动去完成某件事，甚至有时我忙起来顾不上她，她还会和我说："妈妈，你忙吧，我今天自己练习弹钢琴，我会注意手势的。"以前的她总是说："妈妈我不会，你来陪我。"现在的她，早早起来安排好自己一天的事情，自己认真做算术题、自己玩数独游戏、自己弹钢琴、自己倒水漱口、帮我们做家务，俨然一个大班小姐姐的样子。2019年2月的时候，她还不会拍球，在知道4月有运动会后就努力在家里练习，现在1分钟已经能拍200个球了。就是因为每天定下拍球的练习目标，一天天不断地练习，她才有了质的飞跃。完成了练习拍球的目标，她固然收获了拍球技能，但更可贵的是她经历了想要完成一件事而下定决心，并为此付出坚持和努力最终达成目标的过程。每天她都很积极地让我拍照片和视频发送给老师，老师的点评和鼓励是她坚持的动力。每天她也会自己在成长手账上画上爱心或叉叉来标记是否完成一件事。孩子一点点的改变和成长就在每日的不经意间。

有时，我也在想，究竟习惯的意义是什么，我是否制定了太多的任务而忽视了习惯养成的本质呢？其实，我们的最终目的是要让孩子养成一个个良好的习惯，譬如良好的阅读习惯——认真、倾听、理解；良好的学习习惯——爱思考、有耐心、仔细、物归原处；良好的生活习惯——自己吃饭穿衣、做一点家务增加责任感和服务意识等。所有的目标都是为了养成这些习惯而服务的。所以，我们希望孩子在28天的时间里，通过制定这些目标真正学到的是做事自律、自觉，学习耐心细致，对待家人关心有爱。这些良好的习惯和品质才是我们所追求的更高层次、更高境界的"好习惯"。

在此，也感谢杨浦科技幼稚园搭建的学习平台，让我们能积极参与到亲子习惯养成的活动中来。每周李教授的亲子阅读、提升专注力、情绪管理等讲座都使我们家长受益匪浅，了解到更多的专业教养知识，更容易走进孩子的心里去理解和倾听他们，能够做一个更合格、更有方法的好家长。也感谢所有的教师在28天时间里每天不间断的陪伴和鼓励，让孩子和家长都有坚持走下去的决心和动力。再次感谢所有组织人员和家长，我们在今后的道路上也要一起努力哦！

爸爸妈妈写给女儿也是写给自己的一封信

亲爱的女儿：

此时此刻，窗外的天空刚刚泛白，你还在甜蜜的梦乡中，爸爸却已坐在电脑前给你也是给爸爸妈妈自己写这封信……

28天的亲子习惯养成训练营结束了，时间过得好快，四周时间里我们切切实实看到了你的点滴进步，比如听见闹钟响就能比较自觉地自己起床、穿衣服、叠毯子，说好看电视的结束时间，你会自觉地关闭电视机，看见爸妈做家务，你会主动来帮忙……爸爸妈妈真为你高兴。

这28天除了看见你的进步和成长，爸爸妈妈自己其实也在改变和成长，尤其是在对你的教育理念上的改变：明白了我们究竟要把你培养成一个什么样的人，我们以前对你的教育方式，问题出在哪里。北京师范大学李浩英教授的五次讲座让爸爸妈妈有了清醒的认识：把你培养成一个自主、自律、自信的人才是我们的最大愿望，我们希望诚实、善良、感恩、阳光、有良好的人际关系、对世界充满好奇、做事认真专注、能正确对待失败和挫折是你将拥有的最大力量和财富。同时我们也清醒地认识到言传多于言传不如身教多于身教，给孩子创造一个和谐、良性、有榜样的成长氛围比天天盯着她做这做那会更加有效。爸爸妈妈的阅读习惯、做事方式、沟通方式和情绪控制是你的无声榜样。

所以，从现在起，我们自己的第二个、第三个、第四个……28天亲子习惯养成周期开始了，爸爸妈妈不仅让你为自己制定每个周期的习惯养成目标，而且爸爸妈妈也要给自己制定习惯养成目标，让我们共同创造相互支持、相互监督、平等交流、和谐共勉的氛围。要改变一个人的不良习惯有多难，这一点爸爸妈妈都很清楚，所以这也是在你人生刚刚起步的时候我们想和你一起努力养成好习惯的动力，因为有了好习惯，你在今后的人生路上就可以节省很多很多"能源"。

五年零七十天前，爸爸妈妈有幸和你——我们的宝贝女儿相识，从此在我们的生活中多了一个让我们时刻牵挂的小人儿，你的每一点进步都是我们的快乐和骄傲。在今天以前，我们真希望你能快点懂事、快点长大；可是从今天起，我们要对你说："女儿，不着急，慢慢来，你是爸爸妈妈生命的延续，我们会一直陪着你长大，你不必长得太'快'，但一定要长得'结实'，同时也让我们一起多享受享受美好的亲子光阴……"

还有，你不能忘记在你成长过程中同样付出心血的所有老师们。感谢高老师、张老师给了我们全家一次自我觉悟、自我成长的机会，这是一个改变孩子和家长习惯的转折点。

从现在起，我会关心孩子的情绪和习惯，让自己变成孩子的好朋友，与孩子共同成长；从现在起，面朝未来，春暖花开！

杨浦科技幼稚园中一班

盛黄亿禾爸爸、妈妈

2020年4月27日早晨

"郎阅的 28 天亲子习惯养成计划"收获总结

感谢能够参与到这样一个非常有意义的活动中，作为家长我们学习到了很多，相信我们的孩子也从中潜移默化地学习到了很多。

这28天，我们的经历可以分为几个阶段：

第一阶段：专属定制，培养规则意识。

任何一个好习惯的培养都不是轻而易举的。对于天性爱自由的孩子们来说，习惯是相对的约束，他们会下意识地产生抗拒，因此，增加活动的趣味性是我们首先考虑的。在郎阅的要求下，我们帮忙制作了她的专属定制大树手帐，通过非常形象的大树结果子的过程，让孩子直观地感受到每天"打卡"坚持下去，大树就可以结出漂亮的果实，坚持到28天的时候，我们就可以拥有一小片结满果子的森林了！而每周的"植树"环节也成了一种奇妙的仪式，孩子会积极响应，和我们一起讨论任务的制定，除了我们希望她做到的，比如生活习惯的培养和规则意识的建立，还有她自己希望自己可以做到的，比如练习画画和唱歌，因此，我们可以从中发现孩子的兴趣点，鼓励她积极主动地执行。

第二阶段，以身作则，积极引导。

作为家长，我们积极地投入习惯养成的计划实施过程中，以身作则，用自己的实际行动督促孩子坚持下去；同时，让孩子扮演"监督员"的角色，积极参与到亲子习惯养成过程中，这种监督与被监督的关系也能调动孩子的积极性，使整个计划达到更好的实施效果。更有趣的是，可以发现孩子对我们的要求其实是对我们的一种期望。就像我们给她制定计划是希望她在各个方面都有均衡的发展，她给我们制订的计划也是她希望我们做到的，比如不发脾气、早点回家等，这也更增进了亲子互动。

第三阶段，坚持不懈，终见成效。

28天的时间，说长不长，说短也不短。在这个过程中，我们当然会面对各种各样的问题和难点，也会有怠惰，也会遇到各种不稳定因素或情绪出来捣乱，但是，当孩子无法坚持下去的时候，我会提醒她，我们有这样一个好习惯养成的计划，我们每天都要记录自己的状态和完成度，她也要对爸爸妈妈进行监督，这就自然而然成为她坚持执行计划的动力。这种坚持不懈的努力是我们很大的收获！

渐渐的，我们惊喜地发现她的生活自理能力得到了很大的提升，比如能够坚持自己穿衣服和收拾玩具，还会主动要求帮忙做家务；她的阅读习惯和学习习惯也在逐渐养成，会很积极地和我们分享她喜欢的绘本内容，也会主动学习英语和进行思维练习；她的情绪管理习惯和表达习惯也在养成，会每天和家里每个人说"我爱你"，也会和我们分享她的喜怒哀乐；她的自信和能力也在一次次才艺展示的过程中得到了锻炼和提升……

当然，任何习惯的养成都是一个漫长的过程，28天只是一个开始。我们也希望通过这28天的坚持，养成一个制定良好习惯的习惯！

每天离好宝宝近一点

——28天亲子习惯养成感悟与收获

——豆豆班 陈薇媛家长

"我们每天40%的行为是出于习惯",我们家的宝宝对于习惯更是自带一份与生俱来的执着。作为父母,我们知道好习惯会让孩子受益终生,可又困惑于不知从哪里开始培养,如何让孩子乐于参与和配合。幼儿园提供的"28天亲子习惯养成训练营"项目给我们提供了一个很好的学习和交流的平台。

"清晰提示""简单易行""令人愉悦""给孩子的习惯在这个世界上存在的时间与空间","SMART"结合"PDCA",聚焦"核心习惯",让孩子意识到自己被尊重,意识到她才是自己习惯的主人。

通过家庭会议，我们和薇薇一起讨论我们和她身上可以变得更"棒棒"的地方，并且分享了这些地方变得"棒棒"后，我们可以获取到的来自家人和自身的更多的爱。四岁的薇薇已经很清楚她有待养成的好习惯是哪些，对于目标的难易程度也有自己的评估。对于那些她觉得很难达成的目标，她要求先放一放。于是，我们第一个"28天"本着"不求全，你情我愿慢慢来"的原则，从"情绪管理"和"生活自理"开始了。

通过第一周的自我挑战和约束，薇薇用"能不能让我再睡5分钟"代替了"起床气"，并且每天睡前都会跟家人道"午安""晚安"。我们家出现了一个有礼貌的好宝宝。第一周虽然有时候还需要大人提醒完成手帐任务，可每次都认真完成。当周日她如约拿到任务奖励的时候，小家伙得意地说："没有那么难嘛，我下周可以更加棒！"。在商量如何制作下一周的手帐时，薇薇也表现得更为积极，还主动提出用有难度的任务替代简单任务的要求。作为家长，我们也从当初"试试看"的态度转变成了"怎样可以做得更好"。

在后面几周的手帐总结会上，爸爸、妈妈和薇薇都会在总结好上一周情况后各抒己见，构想新一周的手帐。我们都想让帮助我们养成好习惯的手帐变得更加有趣而又漂亮。于是通过"落英缤纷""翩翩起舞""饕餮大餐"的手帐设计，薇薇变得更自觉了，手帐任务已经慢慢融入我们的日常生活。当任务没有完成时，薇薇会觉得愧疚，会跟爸爸、妈妈说明原因、说抱歉，并且会给明天的自己加油、鼓劲儿。这"28天"，这一本本的手帐记录了孩子的努力，映射出她一点一滴的进步和自律。

"不积跬步，无以至千里，不积小流，无以成江海。"当我们祈祷孩子被世界温柔对待的同时，希望这"28天"又"28天"培养出的好习惯可以让孩子能先温柔地对待自己。

人生最美是相伴

——中国农业大学附属小学

——戴东升（家长）

参加习惯养成训练营近9个月来，我与家人、孩子经历了对此事的感受、接受，最后是享受的过程。一开始，我们的内心多是对自己的疑惑——我可以做到吗？我们能坚持吗？我们能改变什么吗？事实胜于一切，我们从内心到思想、从认知到行为、从个体到家庭，都获益匪浅，现在就把我们成长与变化的点滴分享给有缘看到这些文字的你。

首先是自我的反观，朋友们可能觉得很奇怪，这是个习惯养成的训练，说的不应是好的教育就能养成好的习惯吗？怎么"首当其冲"却是对自我的认识呢？说句真心话，我并没有想到潜意识中的很多问题会在趋于标准化的计划制订和执行中凸显出来。比如说制订计划这件事，刚开始我们的计划制订得非常之"宏大"，虽然我们都自认为工作上这么复杂的计划我都能制订、分解以及落实，孩子这点计划会有什么难度。等执行起来才发现计划完全不合理，不是坚持不了，就是操作上有困难，这是计划本身的问题吗？不是！这是我们对人和事物发展规律认知的问题，是判断的问题，也是不知道在当下想要什么的问题。我们并不能快速地剥离什么是孩子的发展要面临和解决的问题，什么是我们想象的需要的过程和结果。自以为是了很久，反复调整，我们才把价值观层面、认知层面、能力层面的问题简单分离。

这个过程的思考结果其实指导着我们的所有行为，也是我认为最核心的，就是参加这个项目的本质是为了什么：学校的活动尽量不掉队？还是别人能坚持，我们也可以？还是我们有自己的成长目标，所有好习惯养成方法只是达成目标路上的基石？我们是否知道自己真正要什么，当睡眠和做作业发生冲突时，什么是优先级；当校内作业和校外作业发生交叉时，什么是重点，当兴趣和能力训练发生矛盾时，又该如何调整，所以我们和孩子想要什么才是关键，认识到我们认为孩子的需要和他的刚需差距有多大才是关键。很多道理我们可能都明白，但操作起来可能是另外一回事，落到书面上的操作更是直指内心。当明白这一点时，你就会发现，思想变了，自然指导你的行为发生变化，计划的制订和时间的分配自然而然地也会发生变化。

再者是关于计划的制订，这是个非常有意思的事，因为所有的计划，孩子是执行的主体，所以，所有的计划都需要孩子参与思考，并制订可衡量、可考核、有挑战并努力就可以完成的计划。随着多次制订和完成，孩子自然而然地就会建立自信。老师说，一年级的孩子在这个阶段就是用勤奋对抗自卑，只要通过努力完成了目标，对孩子来说就是非常大的鼓励，会对自己充满信心，激起勇于挑战的精神。循环往复，孩子内心的"小宇宙"燃烧起来，内在动力也就有了，习惯就养成了。

在习惯养成训练的过程中，我和孩子开发了一个简单的亲子游戏，这可能是最特别的收获，也是意外之喜。这个游戏叫"看眼说话"，操作很简单，就是我们凝望着对方的眼睛一段时间，心里默默地说出我们想说的话，然后，双方再猜猜看是什么，最后公布答案。每次玩这个游戏时，孩子都很愉悦，在他凝望我眼睛的时候，我总能感觉幸福和能量的瞬间传递。若没有对习惯养成训练的整体思考，我们也不会觉得我们的亲子生活在进入小学阶段时有些单调，更不会创造出如此简便易操作、能在心灵层面有交流的游戏互动。我们在这个过程中感受到两个人的快乐相加大于一个人快乐的两倍。

我现在还能记起那个初冬的上午和28天亲子习惯养成训练营偶然而且幸运的相遇——来自三个小学的200余家长和学生在一起聆听李老师的讲座，到如今却引发了我这么多的感受和体味，不能不说是2019年的一大幸事。让我们和孩子用一种特殊的方式相伴成长，并且通过一种每个人可以感知的过程——就像竹子破土，你似乎能感知那"咔咔"作响的生长的力量。世上唯有父母之爱是为了"离开后，你可以更好"。我们相信每个孩子都是向上、向真、向善的，我们感恩每一次受到的帮助和指引，让孩子在成为自己的道路上走得更稳健、更长久。

习惯养成成人案例一

前苏联教育家乌申斯基说："良好的习惯是人在其神经系统中存放的道德资本，这个资本不断增值，而人在整个一生中就享受着它的利息。"

我就是习惯养成的受益者，半年时间，不仅成功减重14公斤，而且一向懒得动弹的我，居然爱上了运动！

新冠肺炎疫情期间，我们一家三口人正好在海南度假。那时我的体重是97.5公斤（身高180厘米），可以说是一个"中等型号"的胖子。因为疫情不能出去"乱串"，只能在小区里活动，这时我们家的李老师正在写《好习惯重塑全新大脑》这本书。于是我和女儿自愿报名成为她的第一批"试验品"。

我们一起制订了作息与运动时间计划表，并且彼此承诺每天都要按照计划"打卡"，每完成一项任务都要在我们共同绘制的表格上画"√"，没有完成就必须打"×"。我们规定：早晨6:30起床，然后骑行20公里；下午2:30左右踢毽子或跑步半小时；晚上做50个仰卧起坐；下午6:00以后绝不吃主食。

因为运动强度比较大，刚开始的时候我全身疼痛，极不适应，一度想放弃。在李老师和女儿的监督和鼓励之下，半年下来，我的体重竟然降到83.5公斤，整整瘦了14公斤！

不仅如此，这半年的坚持，带给了我更健康的生活方式，也让我养成了爱运动的好习惯。今年秋天，我们一家三口成功跑完了北京大运河文化节城市副中心半程马拉松比赛。更值得骄傲的是，我们是参赛队伍中唯一一个家庭队伍。这是我人生中第一次参加挑战身体的极限运动，成功后的喜悦总是无以言表，套用卓别林的一句经典台词："语言此刻总是苍白无力的。"

衷心地感谢我们家的李老师带我养成运动的好习惯，我会一直坚持下去，为了自己的身体，为了美好的生活！

习惯养成成人案例二

　　李浩英老师是习惯养成的传播者，也是忠实的践行者，她身上散发出来的优雅、从容的气质和坚持自我实现的精神深深震撼了我。在学习了她的习惯养成系列课程以后，我就给自己定下目标：无论工作有多忙，每周一定要把《金刚经》抄写一遍。你如果问我为什么要这么做，其实我也说不出是为了信仰还是为了养成一种坚持的生活品质，总之我真的把抄写《金刚经》养成了生活中的一个习惯。

　　坚持着，坚持着，每周一遍，每周一遍，日

子一如往常地溜走，可是，我却体会到了前所未有的静心与平和。每当把自己手抄的经书免费寄给佛友时，我都会感受到无限的喜悦感和成就感，这是李老师倡导的习惯养成带给我的，它让我受益匪浅。

在此我赋诗两首，感叹习惯的妙处之所在！

《卜算子·习惯》

习惯常追踪，视觉量度妙，

寸善片长总聚集，进步自骄傲。

少成若天性，坚持不可少，

待到人老黄昏时，总向夕阳笑。

《习惯》

水滴石穿世人知，

蓬生麻中自然直。

寸善片长总积聚，

进步成功不久时。

参考文献

［1］鲁迅．我们现在怎样做父亲[M].北京：人民文学出版社，2011.

［2］达娜·萨斯金德 等．父母的语言：3000万词汇塑造更强大的学习型大脑[M]. 任忆，译．北京:机械工业出版社，2017.

［3］埃米·扬．大脚丫跳芭蕾[M]. 柯倩华，译．石家庄：河北教育出版社，2007.

［4］克里希那穆提．关系的真谛：做人、交友、处世[M].邵金荣，译．北京：九州出版社，2010.

［5］史蒂文·J.斯坦 等. 情商优势[M]. 李仁根，译. 北京：电子工业出版社，2019.

［6］约翰·瑞迪，埃里克·哈格曼，运动改造大脑[M]. 浦溶，译. 杭州：浙江人民出版社，2013.

［7］大卫·苏泽 等. 教育与脑神经科学[M]. 方彤，等译. 上海：华东师范大学出版社，2014.

［8］Coleman，J.S.，Campbell，E.，Hobson，C.F.，et al. Equality of Educational Opportunity[R]. U.S. Government Printing Office，1966.

［9］Matthew Walker.Why We Sleep[M].U.S.Scribner Book Company,2018.